研修医・当直医のための

救急画像読影ガイド

危機的な所見を見逃さないために

船曳知弘

藤田医科大学病院 高度救命救急センター長／救急科教授

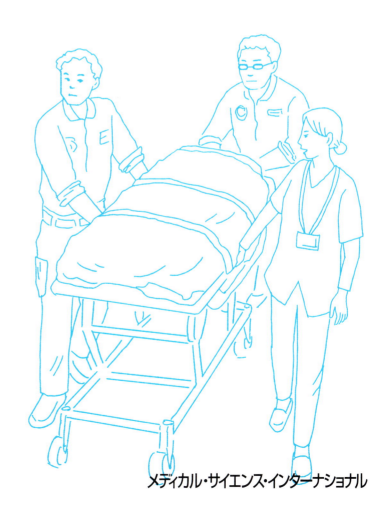

メディカル・サイエンス・インターナショナル

Guide to Emergency Radiology: to Avoid Missing Critical Findings
First Edition
by Tomohiro Funabiki

© 2024 by Medical Sciences International, Ltd., Tokyo
All rights reserved.
ISBN 978-4-8157-3116-8

Printed and Bound in Japan

序文

　2018 年に『救急画像診断「超」入門―危機的な所見を見抜くために』が上梓されて，早くも 6 年が経過しました(注：本書改訂にあたり改題しました)。救急診療の中で，画像検査はますます欠かせないものになっているのにもかかわらず，まだまだ画像検査との間には距離があるように思います。検査をすることは容易であっても，それを正確に解釈するのはオーダーした人とは別の人……。救急診療の中で，「なんとなく」画像検査を行い，「なんとなく」診断して，そのまま治療が行われています。本当にそれで大丈夫なのでしょうか。

　どのような画像検査を選択し，その画像をどのように撮影・読影するのでしょう。そして，そこにはどのような注意点があるのでしょう。画像の解釈をする前に，得られるであろう結果も考えてモダリティを選択し，そして正確に解釈(さらに対応)することが求められます。今版では新たに画像解釈後の次のステップとなる「その後の対応」についても触れています。

　本書では，これらの要素(モダリティの特徴，撮影方法，解釈の仕方)を盛り込み改訂しました。基本的な部分は年月が経っても大きな変化がないため同様の内容になっていますが，わかりにくかった表現は見直し，必要な場合は解説を追加し，新たに超音波検査にも踏み込んで記載しました。また感染症対策に関しても若干ではありますが言及しました。さらに外傷診療に関して，そのエッセンスを盛り込み，症例については 10 章にまとめました。そして症例では代表的な症例に焦点を絞り，取り上げました。紙面の関係上，多くの連続断面から見つけ出すということはできませんが，キーとなる画像から所見を拾い上げ，次なる一歩に結び付けていただければと思います。質問と解説の形式で外傷および内因性疾患の 52 症例をまとめていますので，知識の整理に有効と思います。ぜひ挑戦してみてください。

　若手医師にしてみると，医学部で学んできた，「病名」→「異常所見」の矢印の向きが変わるのが臨床です。「訴え」→「異常所見」→「病名(診断)」という流れになります。異常所見を見つけることができなければ，診断にたどり着かず，診断が確定しないと治療を行えない，もしくは治療を誤ることがあります。若手医師にとって，まずは緊急性を要する傷病から考えることが重要であり，本書は最適な一冊であると思っています。

　また，タスク・シフト/シェアの大きな波により，診療放射線技師には「STAT画像報告」の波が押し寄せてきました。好む好まぬに関係なく，救急診療の担当者

（普段，救急に関わっていなくても夜間や休日には，否応なく担当せざるを得ない）にとって，STAT画像報告が求められるようになるだろうと思います。それが治療方針を左右するかもしれないと考えるとドキドキしますよね。ですがこれは大きなチャンスなのです。日頃から画像に携わっているからこそ，「正常ではない」「異常があるのではないか」とアンテナを張ることができる感性は診療放射線技師ならではの能力です。ぜひ，本領を発揮していただきたいと思いますし，本書がその一助になればと思います。

　看護師にとって，特に診療看護師にとって，ERなどでアセスメント能力をいかんなく発揮していると思いますが，やはり画像に関してはまだ少し距離があるのではないかと思います。アセスメントを行ううえで，画像検査所見を拾い上げることができれば，大きな武器になります。ぜひとも修得していただきたい能力の一つです。

　多くの職種が救急診療に関わる中で，本書がそのきっかけとなり，より多くの患者に貢献できるようになりますように。

　　2024年9月

　　　　　　　　　　　　　　　　　　　　　　　　　　　船曳知弘

目次

Part I 画像検査の基本　　　　　　　　　　　　　　　　　　　　1

1章　画像検査をオーダーするときの考え方　　　　　　　　　　　3

1.1 患者を「診る」とは？　　　　　　　　　　　　　　　　　　　3

1.2 どのように画像検査をオーダーするのか？　　　　　　　　　　4

1.3 質の高い画像診断のために　　　　　　　　　　　　　　　　　5
①システムでカバーする　6／②個々人の能力でカバーする　7／③多職種でカバーする　8

1.4 救急領域における感染対策　　　　　　　　　　　　　　　　　8

2章　画像検査に必要な正常像の理解　　　　　　　　　　　　　12

2.1 胸部単純X線写真　　　　　　　　　　　　　　　　　　　　12
①鎖骨・肋骨・肩甲骨の見え方　12／②心陰影の見え方　15／③縦隔陰影の見え方　15／④横隔膜の見え方　17／⑤肺血管陰影の見え方　17／⑥側面像の評価　17

2.2 腹部単純X線写真　　　　　　　　　　　　　　　　　　　　19
①腹部臓器の見え方　19／②腸腰筋陰影　19／③側腹線条　22／④膀胱　23

2.3 頭部CT：横断像　　　　　　　　　　　　　　　　　　　　25
動脈解剖　25／動脈支配領域　28

2.4 胸部CT：横断像　　　　　　　　　　　　　　　　　　　　30
縦隔条件　30／肺野条件　33

2.5 腹部・骨盤CT：横断像　　　　　　　　　　　　　　　　　36

2.6 胸腹部CT：冠状断像　　　　　　　　　　　　　　　　　　41

3章　撮像時の工夫：診断へつなげるポイント　　　　　　　　45

3.1 超音波検査　　　　　　　　　　　　　　　　　　　　　　45
①胸部　45／②心臓　45／③腹部・骨盤　45／④外傷　46

3.2 X線検査　　　　　　　　　　　　　　　　　　　　　　　46
①胸部　46／②腹部　50／③骨盤　52／④四肢　53／⑤頸椎　54／⑥頭蓋・顔面　54

3.3 CT検査　　　　　　　　　　　　　　　　　　　　　　　　55
①単純CTが必要な状況　56／②造影CTが必要な状況　63／③造影剤の使用方法　65／

v

④造影剤使用の可否　67／⑤造影剤の副作用とその対策　69／⑥外傷における撮影範囲
と造影剤の使用方法　71

Part Ⅱ　画像検査の実践　73

4章　ERでのX線検査のピットフォール　75

4.1　撮影条件を考える　75
4.2　腹腔内遊離ガスを見つける　76
4.3　後腹膜の異常を見つける　77
4.4　骨皮質の連続性を確認する　80

5章　ICUでのX線検査のピットフォール：チューブ留置後の撮影　83

5.1　挿管チューブの位置　83
5.2　CVカテーテル，PICCの位置　85
5.3　胸腔ドレーンの位置　89
5.4　経鼻胃管の位置　93
5.5　IABO/REBOAカテーテルの位置　94
5.6　ECMOの脱血送血カテーテルの位置　95

6章　造影CT検査のピットフォール　96

6.1　消化管出血　96
6.2　結石　98
6.3　血管外漏出像　101
6.4　Pseudovein appearance　102
6.5　血栓閉塞型の急性大動脈解離，壁在血栓　102

Part Ⅲ　救急診療における危機的な疾患　103

7章　CTで読影すべき重要な頭部疾患　105

7.1　くも膜下出血 subarachnoid hemorrhage　105
7.2　脳梗塞 cerebral infarction　110
症例問題　頭部（Case 1〜8）　115

8章　CTで読影すべき重要な胸部疾患　125

8.1　急性大動脈解離 acute aortic dissection　125

8.2	肺塞栓症 pulmonary embolism	129
8.3	急性心筋梗塞 acute myocardial infarction	132
症例問題	胸部（Case 1〜11）	137

9章 CTで読影すべき重要な腹部疾患 ——————————— 162

9.1	消化管穿孔 gastrointestinal perforation	162
9.2	消化管出血 gastrointestinal bleeding	167
9.3	腸管虚血 mesenteric ischemia	171
9.4	急性虫垂炎 acute appendicitis	178
9.5	腹腔内出血 intra-abdominal hemorrhage	181
症例問題	腹部（Case 1〜23）	189

10章 CTで読影すべき重要な外傷 ——————————— 229

10.1	急性硬膜外血腫，急性硬膜下血腫 acute epidural hematoma/acute subdural hematoma	230
10.2	大動脈損傷 aortic injury	232
10.3	肺挫傷 pulmonary contusion	234
10.4	血気胸 hemopneumothorax	235
10.5	腹腔内出血 intra-abdominal hemorrhage	237
10.6	不安定型骨盤骨折 unstable pelvic fracture	238
10.7	肝損傷 liver injury	239
10.8	脾損傷 splenic injury	241
10.9	腎損傷 renal injury	242
症例問題	外傷（Case 1〜10）	245

索引 —————————————————————————— 266

📎 コラム

ムダな検査を減らすには— 11

腹腔内遊離ガスが見当たらない（帰してしまった患者①）— 24

多職種でつくる救急医療チーム（タスク・シフト／シェアに向けて①）— 82

他診療科の人材をシェアする（タスク・シフト／シェアに向けて②）— 95

尿管結石の診断だけでよかったか？（帰してしまった患者②）— 188

上腹部の打撲痕（帰してしまった患者③）— 244

小児の頭部外傷（帰してしまった患者④）— 265

高齢者への危険な浣腸（帰してしまった患者⑤）— 265

注　意

　本書の準備に携わった全員が，ここに示された情報が正確であり，確実に実臨床を反映したものとなるよう極力努力した。しかしながら，著者ならびに出版社は，本書の情報を用いた結果生じたいかなる不都合に対しても責任を負うものではない。本書の内容の特定な状況への適用に関しての責任は，医師各自のうちにある。

　著者ならびに出版社は，本書に記載した薬物の選択，用量については，出版時の最新の推奨，および臨床状況に基づいていることを確認するよう努力を払っている。しかし，医学は日進月歩で進んでおり，政府の規制は変わり，薬物療法や薬物反応に関する情報は常に変化している。読者は，薬物の使用にあたっては個々の薬物の添付文書を参照し，適応，用量，付加された注意・警告に関する変化を常に確認することを怠ってはならない。これは，推奨された薬物が新しいものであったり，汎用されるものではない場合に，特に重要である。

　＊本書は，2018 年発行の『救急画像診断「超」入門－危機的な所見を見抜くために』
（メディカル・サイエンス・インターナショナル社）の原稿を元に加筆・修正したものです。

Part I

画像検査の基本

1章　画像検査をオーダーするときの考え方

2章　画像検査に必要な正常像の理解

3章　撮像時の工夫：診断へつなげるポイント

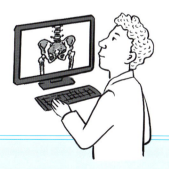

1章 画像検査をオーダーするときの考え方

1.1 患者を「診る」とは？

　診療では，患者をよくみて医療を行うことが重要であり，主訴・病歴・既往歴・生活歴などを十分に聴取し，身体所見から鑑別すべき疾患を考えることが重要である。それが「診る」である。現代医療はマニュアル化され，画像検査が横行している傾向がみられる。「この主訴の患者には，△と×の検査をして，◎◎の異常がみられたら，あの薬を処方する」といったパターン認識で進めていこうとする。しかし，患者には一人一人異なる背景があり，異なる身体的特徴があり，訴え方も異なるので，**患者ごとに応じたオーダーメイドの診療プロセスが必要になる**。そのプロセスは一見同じようにみえても，さまざまなことを考えながら診療を進めることが必要である。

　患者から可能な限り多くの情報を得て，それを診断に役立て治療を行うのが診療であり，「医療」である。この過程での鑑別疾患は，できるだけ広く考える。検査が進んだあとに鑑別すべき疾患を改めて広げることは難しいため，**はじめの時点では，柔軟に鑑別を広めに考えておき，これを徐々に狭くしていく**ほうがよい。

　救急診療の特徴として，一般診療と比較して，患者の状態（意識障害がある，呼吸困難があり会話ができる状態ではないなど）や緊急性（循環状態が不安定であるなど）から十分な情報が得られず，確定診断が得られないままに，同時に処置を並行して進めなければならないという制限がある。そのため，アセスメントにかける時間が十分でなく，時間的制約のなかで検査を進める。

　近年改めてクローズアップされているのが超音波検査である。**超音波検査はベッドサイドで施行でき，侵襲性もなく，繰り返し行うことができる**。救急領域のなかでこれを有効に用いるPOCUS[*1]が脚光を浴びており，ショックの原因検索にはRUSH[*2]（表1-1）[1]，また外傷でのショックになりうる原因検索には迅速超音波検査（FAST[*3]，EFAST[*4]）（図1-1）などが有名である。医師であれば，

[*1] point-of-care ultrasound
point-of-care（ベッドサイド）で行う超音波検査。
読み方：ぽーかす

[*2] rapid ultrasound for shock and hypotension

[*3] focused assessment with sonography for trauma
外傷において，ショックの原因検索およびショックになりうる損傷の検索のために行われる簡易的な迅速超音波検査。

[*4] FASTにE（extended）＝気胸の評価を加えたもの。

Part I 画像検査の基本

表1-1 RUSHにおける観察ポイントと想定すべき状態

	観察のポイント	想定すべき状態
Pump（心機能）	収縮力の低下 心嚢液貯留 右心系の拡大	低下していれば心原性ショック 閉塞性ショック（心タンポナーデ） 閉塞性ショック（肺塞栓症）
Tank（血液量）	下大静脈や内頸静脈の径 腹腔内液体貯留 気胸	虚脱していれば循環血液量減少性ショック 拡張していれば閉塞性/心原性ショック 液体貯留があれば循環血液量減少性ショック 閉塞性ショック（緊張性気胸）
Pipes（大血管）	腹部大動脈瘤 大動脈解離 深部静脈血栓	破裂すれば循環血液量減少性ショック 破裂すれば循環血液量減少性ショック 閉塞性ショック（肺塞栓症）の原因

(Perera P, et al. The RUSH exam: Rapid Ultrasound in Shock in the evaluation of the critically Ill. Emerg Med Clin North Am 2010 ; 28 : 29-56 を元に作成)

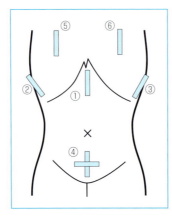

図1-1 EFASTにおけるプローブの位置

まず心窩部（①）から心嚢液の貯留を観察する。縦走査で確認できなければ，横走査または肋間からの走査に切り替える。肋間走査または肋下走査でモリソン窩（②）を観察する。1〜2肋間上方で右胸水貯留を確認。脾臓周囲（③）を観察すると同時に左胸水貯留を確認する。ダグラス窩もしくは膀胱直腸窩（④）を横走査および縦走査で観察する。肋間（⑤，⑥）の縦走査でlung slidingを確認する。なお，⑤と⑥ではどちらが先でも問題はない。

聴診器をあてて身体所見をとるように，超音波をあてて必要な情報を得る時代になっている。

1.2 どのように画像検査をオーダーするのか？

　画像検査のオーダーは侵襲性の低い検査から，情報が必要十分量得られる検査を中心に施行する，というのが**基本**ではあるが，そのほかに患者の状態やコストなどが影響してくる。

　数ある鑑別疾患のなかから，**可能性が高い疾患の確信をより高めていく検査**と，**可能性が低い疾患を除外していく検査**との2通りの考え方がある。画像検査

に限らず，検査には，ある疾患に対する感度・特異度・陽性的中率・陰性的中率が存在しているので，それらを考えて検査を選択する。すべてが100％であるような検査があればよいが，残念なことにそのような検査はない。**前者は，ある疾患を疑って検査を行うことで，その疾患の可能性が高くなる検査であり，陽性的中率が高い検査が必要**とされる。たとえば，主訴・病歴・身体所見から上部消化管穿孔を疑っている場合に，穿孔部位を特定できるような画像検査（CTなど）を行えば確定診断に至る（上部消化管穿孔におけるCTの陽性的中率は高い[2]）。そのときに血液検査を行って炎症反応の高値を認めたとしても，上部消化管穿孔の診断には至らない。血液検査の炎症反応高値は，感度が高いものの特異度が低く，陽性的中率も低いのである。

　後者は，あまり疑ってはいないがその疾患が否定できるような検査であり，陰性的中率が高い検査が必要とされる。その検査が陰性であれば，その疾患は否定できるということになる。たとえば，肺塞栓症のDダイマーが正常値であれば，肺塞栓症を否定できるのである[3]。

　すべての検査において，上記のデータが存在しているわけではないが，そのようなことも考えつつ，医師はオーダーしているのである。したがって，否定したい場合には，陰性的中率の高い検査にしなくてはならない。たとえば，「急性大動脈解離を否定したいけれど，可能性は低いから単純CTだけ施行する」というのは，陰性的中率が高い検査ではないので，きちんと否定できる造影CT検査を施行するべきである。

　さらに，画像検査をオーダーする場合には，撮影する条件も考えなくてはならない。できるだけ画像が鮮明に見えやすい条件で撮影するように心がける。撮影することが目的になってしまい，劣悪な条件で撮影しても，欲しい情報が得られず誤診につながるだけでなく，**患者に不利益（検査中の容態変化，検査時間の浪費，被ばく量の増加，造影剤を使用するならば副作用の出現，診療費の増額など）を招くことがあるため注意**しなければならない。

1.3　質の高い画像診断のために

　鑑別疾患をあげた後，それらを絞るため，もしくは除外するために検査を行う。画像検査は数ある検査（血液検査・尿検査・心電図検査・超音波検査など）のうちの1つである。それら検査のうち，ベッドサイドで行うことができる検査も多いが，画像検査のなかには検査室へ移動しなければならない検査もある。救急患者では，前述のごとく処置・治療を同時に行わなければならないため，初療室

Part I　画像検査の基本

で行うことができる検査が好まれる。単純X線撮影は，ポータブルで検査することが可能である。しかし，CT検査やMRI検査は検査室に移動する必要があり，検査中に容態が変化した場合は対応が遅れる。そのため，救急診療では移動可能であるかの判断が求められるだけでなく，容態変化時に対応できる準備が必要となる。

　近年では，救急の診察室と画像検査室が近接して設置されている医療機関も多くなった。これは，救急診療に画像検査が欠かせず，また時間をかけずに画像検査を行う必要があると，病院設計の段階から理解が得られるようになったことの表れである。さらに近年では，**救急外来のなかに画像検査を行う部屋を設けるだけでなく，画像検査室や治療室を兼ねた救急初療室（ハイブリッドER）**[4]**も広まりつつあり**，画像検査の重要性がより鮮明になってきている。

　血液検査に比して画像検査は臓器特異性が高いために，特に救急診療では何らかの画像検査を行うことが多い。血液検査は正常値が事前にわかっており，この正常範囲を外れた場合にはどのような可能性があるのか，どのような病態が考えられるのか，というマニュアル的なものが存在しているため，臓器の質的診断はできなくても，正常・異常の判断は比較的容易である。

　画像検査には正常値がないため，どのような異常があるかという判断の前に，正常か否かという判断が必要とされる。特に救急診療は，夜間・休日など時間に関係なく患者が来院するため，画像診断の専門とされる医師（主に放射線科医）が不在な状況も多々ある。そのような場合でも診療の質を維持するためには，システムでカバーするほか，個々人の能力，また多職種でカバーする必要がある。

① システムでカバーする

　放射線科医など画像診断の専門家が，緊急画像を読影する当直体制を確立するのも1つの方法であるが，大学病院以外は常勤医の人数が少なく不可能である。IVR[*5]を施行する医師のオンコール体制をつくっていても，画像診断のためにオンコール体制を整えている施設は少ない。オンコール体制とは，夜間・休日の緊急画像を必要時に来院し読影する，もしくは必要時にインターネットなどを介して転送された画像を読影する方法である。ただし，この際の「必要時」というのが問題であり，担当医が迷った場合だけにしてしまうと，担当医が迷わなかった症例のなかに画像の見落としが存在している可能性を拾い上げることができない。そのため，診療の質を維持することができない。

　診療の質の維持を図るならば，全症例をリアルタイムに読影するシステムの構築が必要であり，いくつかの施設で共同して，夜間の読影を担当する当番を設け

*5　interventional radiology
画像下治療。主に放射線科医により施行されている低侵襲治療。

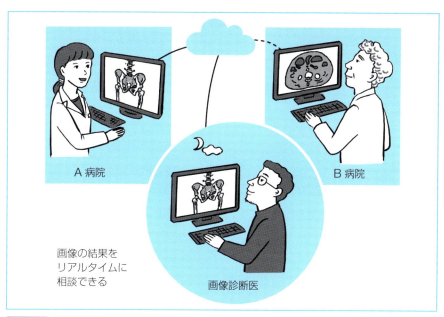

図1-2 遠隔読影システム

るのも1つの方法である(図1-2)。遠隔画像診断を行っている会社に外注するのも一案ではあるが、リアルタイムで読影を行っている会社は少ない。

② 個々人の能力でカバーする

個々人の読影能力を向上させることができれば、画像診断の質を維持することができる[*6]。しかし、画像診断は奥が深く、その技術を会得するのは困難である。簡単に会得できるならば放射線診断学という分野は存在しない。したがって、救急診療として必要最低限の読影能力だけでも身につける。それ以上のことを望むのであれば、放射線科医として専門医レベルまで修練を積むべきである。

医師は、医学生時代に疾患ベースの画像診断学(○○病ならば、△△のような異常所見がみられる)を学んではいるものの、臨床と結びつけた症例ベースの読影をする研修(□□を訴えてきて、△△の所見がある場合に、どのような検査を行い、その検査結果をどのように解釈するのかというような研修)を受けていない。

初期臨床研修のなかで実症例の経験を積みながら、知識を身につけている(on-the-job training)のが現状であり、医師によって個人差が大きい部分である。特に自分の専門領域外の分野での診療に携わる場合は注意しなければならない。

*6 期待したい技術にAI(artificial intelligence 人工知能)がある。2024年現在、AIによる救急画像診断は実用化されていない。
健康診断領域では画像支援という形で実用化されつつある。AIの進歩は非常に早く、近い将来救急の画像診断領域においてもAIが実用化される日が来るであろう。

Part I 画像検査の基本

夜間・休日などでは，自分の専門外の分野の患者診療を迫られる場合もあり，また，その専門家にコンサルトもできないような状況に遭遇する。

救急診療として，生命にかかわる緊急疾患に重点を置いて読影できる能力を身に着けることができるとよい。そのためには，off-the-job training[*7]などの一定のトレーニングが必要であり，全国的に整備された方法があるわけではないが，そのワザを修得する必要がある。

[*7] off-the-job training で難しいのは，「本物」を相手にしていないこと。VR（仮想現実），献体，動物を用いた手術などの「手技」としてトレーニングすることはある。

画像読影も1つの「手技」であり，トレーニングにより学ぶことはできるが読影がすぐにできるようになるわけではない。やはり「本気」度に欠ける。患者は千差万別で，常に「生命予後を左右する場にいる」という気持ちで読影に臨みたい。

[*8] STAT とは診療放射線技師が撮影後に画像所見を医師に伝えること。語源はラテン語の statim で，遅らせることなく，すぐにという意味。

③ 多職種でカバーする

医師だけでなく，患者を担当している看護師や撮影にかかわった診療放射線技師など多職種で読影をカバーする。診療放射線技師の場合は，厚生労働省から読影補助に関して言及されている[5]ように，読影を補助することが求められており，特に救急画像診断においては，貴重な存在である。

STAT 画像報告[*8]**（表 1-2）**[6]が始まり，救急で撮影された画像に対して何らかの形でコメント・解釈することが求められつつある。この能力を取得するためには，日常から画像検査だけでなく画像診断にも興味をもち，個々の症例から少しでも多くのことを学ぶ姿勢が必要である。また，看護師も画像を読むことに制限はなく，所見を拾い上げて担当医に進言できれば，診療の質の向上を図ることができると思われる。

看護師の特定行為[7]のなかには画像診断の項目は存在しないが，看護師にとっても画像は患者からの重要なサインであり，それを見逃さないようにする努力が必要である。

1.4 救急領域における感染対策

救急患者は，何らかの感染症をもっている可能性がある。情報が十分ではないので，感染対策を行ったうえで，診療にあたる必要がある。血液・体液・汗以外の分泌物・排泄物・傷のある皮膚・粘膜に触れる可能性がある場合は，手指衛生を行うとともに適切な PPE[*9]を着用し，確実な感染対策を行う。患者に触れたものを他の患者に使用する必要がある場合（聴診器や超音波機器など）は，適切な清拭を行う。

一般的には，医療施設の清浄度に関して，日本医療福祉設備協会病院設備設計ガイドラインのなかで，救急外来，診察室および X 線撮影室は清浄度クラスⅣ，血管造影室や集中治療室は清浄度クラスⅢ，一般手術室は清浄度クラスⅡとされ

[*9] personal protective equipment
ディスポーザブル手袋，不織布マスクを基本とし，空気（飛沫核）感染が示唆される患者の場合は，N95 マスク，ゴーグル（アイシールド），帽子，ガウンを着用する。

1.4 救急領域における感染対策

1章 画像検査をオーダーするときの考え方

表1-2 診療放射線技師が発見した場合に報告すべき STAT 画像所見と想定される疾患一覧

モダリティ	部位	所見	想定される疾患	本書の関連ページ
一般撮影	胸部	肋間腔開大，縦隔の健側への偏位を伴う気胸	緊張性気胸	85
		（胸部単純 X 線写真）腹腔内 free air	消化管穿孔を念頭においた所見の指摘	76
	腹部	（腹部単純 X 線写真）腹腔内 free air	消化管穿孔を念頭においた所見の指摘	76
CT	頭部	頭蓋内出血	脳内出血，くも膜下出血，硬膜下血腫，硬膜外血腫など	105, 230
		脳の腫瘤	脳腫瘍など	56
	胸部	肋間腔開大，縦隔の偏位を伴う気胸	緊張性気胸	236
	腹部	腹腔内 free air	消化管穿孔を念頭においた所見の指摘	162
		腸管の air-fluid level 形成・腸管拡張	腸閉塞/イレウスを念頭においた所見の指摘	171, 198, 222
		腹部の出血	肝癌破裂，内臓動脈瘤破裂，異所性妊娠や交通外傷などに伴う腹腔内出血・血腫形成を念頭においた所見の指摘	183, 187, 237
	血管	径 6 cm 以上の上行大動脈，径 7 cm 以上の下行大動脈，径 5.5 cm 以上の腹部大動脈	破裂のリスクが高い大動脈瘤	171, 251
MRI	頭部	拡散強調画像での異常高信号域	脳梗塞，脳炎・脳症，脱髄疾患など	110
		脳外の異常信号域	くも膜下出血，硬膜下血腫，硬膜外血腫など	107

〔日本医学放射線学会・日本診療放射線技師会．生命予後にかかわる緊急性の高い疾患の画像（STAT 画像）所見報告ガイドライン，2023：43，表1より改変〕

ている（**表 1-3**）[8]。これに則って整備されているため，診察室や X 線撮影室は室内の陰陽圧が求められていない。

　しかしながら空気感染が疑われるような患者の診察は，空気感染隔離診察室で行い，常時陰圧，全風量 12 回/h 以上（うち外気量 2 回/h 以上）とし，室内循環機器も含めた給気に中性能以上のフィルタ（HEPA フィルタ[*10] が望ましい）の設置が求められている。さらに空気の緩衝帯である前室を設けることが望ましいとされている。一方，検査室では，そのような検査室を別途設けることは不可能であり，清拭や換気で対応することが求められる。近年ではハイブリッド ER の普及に伴い，ハイブリッド ER を手術室と同じ清浄度クラスに整備している施設も

*10 high efficiency particulate air filter
高性能エアフィルタ。
読み方：へぱ（ふぃるた）

Part I 画像検査の基本

表1-3 清浄度クラスと換気条件

清浄度クラス	名称	摘要	該当室	最小換気回数[*1]（回/h）		室内圧（P：陽圧）（N：陰圧）
				外気量[*2]	全風量[*3]	
I	高度清潔区域	層流方式による高度な清浄度が要求される区域	超清浄手術室	5	層流方式	P
II	清潔区域	必ずしも層流方式でなくてもよいが，Iに次いで高度な清浄度が要求される区域	一般手術室（帝王切開を行う分娩室を含む）	3	15	P
			易感染患者用病室	2	15	P
III	準清潔区域	IIよりもやや清浄度を下げてもよいが，一般区域よりも高度な清浄度が要求される区域	血管造影室	3	15	P
			集中治療室（ICU・NICUなど）	2	6	P
IV	一般区域	原則として開創状態でない患者が在室する一般的な区域	一般病室　診察室　救急外来（処置・診察）　X線撮影室　一般検査室	2	NR	NR

NR：要求なし，各施設の状況により決定する。
[*1] 換気効率などを考慮し，他の方式により同等の性能が満足される場合は，この限りではない。
[*2] 換気回数と一人当たりの外気取入れ量（30 m^3/h）を比較し，大きい値を採用する。
[*3] 外気量と循環空気量の和，室内圧が陰圧の場合は排気量と循環空気量の和。
日本医療福祉設備協会. 病院設備設計ガイドライン（空調設備編）HEAS-02-2022，2022：19，表3.1-1より抜粋して掲載

みられる。その場合は前室や陰陽圧の管理，換気に関しても空気感染隔離診察室と同様の環境で検査を行うことが可能である。

● 文献

1) Perera P, Mailhot T, Riley D, et al. The RUSH exam：Rapid Ultrasound in Shock in the evaluation of the critically Ill. Emerg Med Clin North Am 2010；28：29-56.　　　PMID：19945597

2) Lee D, Park MH, Shin BS, et al. Multidetector CT diagnosis of non-traumatic gastroduodenal perforation. J Med Imaging Radiat Oncol 2016；60：182-186.　　　PMID：26598795

3) Ackerly I, Klim S, McFarlane J, et al. Diagnostic utility of an age-specific cut-off for d-dimer for pulmonary embolism assessment when used with various pulmonary embolism risk scores. Intern Med J 2018；48：465-468.　　　PMID：29623992

4) Kinoshita T, Yamakawa K, Matsuda H, et al. The survival benefit of a novel trauma workflow that includes immediate whole-body computed tomography, surgery, and interventional radiology, all in one trauma resuscitation room：a retrospective historical control study. Ann Surg 2019；269：370-376.　　　PMID：28953551

5) 厚生労働省. チーム医療の推進について(チーム医療の推進に関する検討会　報告書), 2010 <https://www.mhlw.go.jp/shingi/2010/03/dl/s0319-9a.pdf>Accessed March. 28, 2024.
6) 日本医学放射線学会・日本診療放射線技師会. 生命予後にかかわる緊急性の高い疾患の画像 (STAT画像)所見報告ガイドライン, 2023：43.
7) 厚生労働省. 特定行為に係る看護師の研修制度. 特定行為とは<http://www.mhlw.go.jp/stf/ seisakunitsuite/bunya/0000050325.html>Accessed March. 28, 2024.
8) 日本医療福祉設備協会. 病院設備設計ガイドライン(空調設備編) HEAS-02-2022. 病院空調設備の設計・管理指針, 2022.

コラム　ムダな検査を減らすには

　現在の画像検査に関する保険診療では，その検査が適切であったのかを検証することは難しい。過剰な検査であったとしても，診療報酬を請求できる。なお，DPC病院であれば，救急外来からそのまま入院になる患者では包括され，過剰検査は病院にとってマイナスになりうる。

　外来検査だけであれば，検査はすべて請求できるので，不必要なCT検査を行っても病院にとってマイナスになることはないと考えてよい。

　これは，日本の診療システムの問題点の1つで，ムダな検査を減らすための対策が必要である。診療録監査のチェック機能の充実の他に，教育の充実が図れれば改善すると思われる。

Part I 画像検査の基本

2章

画像検査に必要な 正常像の理解

2.1 胸部単純 X 線写真

　胸部単純 X 線写真は，撮影する条件（姿勢，方向，方法）によって，正常像が異なる。常に同じ条件で撮影できるわけではないため，条件によって解剖学的にどのように変化するのかを理解しておく。

① 鎖骨・肋骨・肩甲骨の見え方

　鎖骨（clavicle） は体幹の腹側に位置し，左右対称に走行している。立位 PA（posteroanterior：後前方向）像での撮影の場合は，胸部をフィルムに接するように若干の前傾姿勢になるため，肺尖部の陰影に対して，下方に位置する**（図2-1）**。臥位 AP（anteroposterior：前後方向）像での撮影の場合は，鎖骨を管球から見上げる方向での撮影になるため，肺尖部に対して上方に位置することが多い**（図 2-2）**。

　意図せず正面像がやや斜位になってしまった場合の判断材料として，鎖骨の陰影が用いられる。鎖骨は前述のごとく左右対称に存在しており，正面像であれば胸椎は鎖骨と鎖骨の間に描出される。**椎体そのものの形状は，正面像か斜位像かわかりにくいが，棘突起の位置で判断するとよい。**斜位の撮影の場合は棘突起が左右どちらかの鎖骨に近い形になる。棘突起が右鎖骨に近づいていれば右前斜位**（図 2-3）**，棘突起が左鎖骨に近づいていれば左前斜位**（図 2-4）**の画像になる。これらの斜位像によって，心陰影や縦隔陰影の見え方に影響するため注意しなければならない（後項，p.15）。

　肋骨（rib） は，後方から側方に走行し前方の胸骨につながるようにして，胸郭を形成している。立位 PA 像での撮影の場合は，後方成分に比して前方成分は下方に位置する**（図 2-5）**。対して，臥位 AP 像での撮影の場合は，後方成分と前方成分は，特に上位肋骨では，平行に近い形で位置する**（図 2-6）**。肋骨は前方で胸

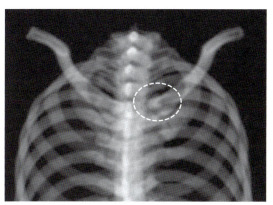

図 2-1 胸部立位 PA 像

鎖骨の胸骨端は、第 3～4 肋骨の肋骨頭とほぼ同じレベルに相当する。図では第 4 肋骨の肋骨頭と鎖骨胸骨端が重なっている(**破線円内**)。

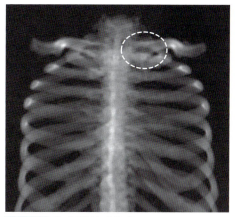

図 2-2 胸部臥位 AP 像

鎖骨の胸骨端は、第 1～2 肋骨の肋骨頭とほぼ同じレベルに相当する。図では第 1 肋骨の肋骨頭と鎖骨胸骨端が重なっている(**破線円内**)。

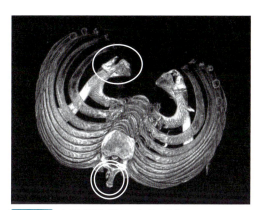

図 2-3 右前斜位像のイメージ

右鎖骨の胸骨端(**楕円**)と胸椎棘突起(**二重円**)が重なっており、右前斜位の像である。

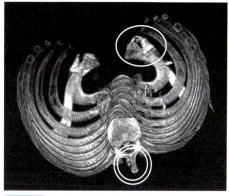

図 2-4 左前斜位像のイメージ

左鎖骨の胸骨端(**楕円**)と胸椎棘突起(**二重円**)が重なっており、左前斜位の像である。

骨につながるが、肋軟骨は、X 線透過性が骨よりも高いため描出されない。肋軟骨の石灰化が強い場合は、同定可能である(**図 2-7**)。

　肩甲骨(scapula) は、肺野に重なると肺実質の評価の妨げになるため、立位 PA 像での撮影の場合は、肩甲骨が肺野から外れるように、前腕を前方で抱え込むような姿位(**図 2-8**)で撮影する。対して、臥位 AP 像での撮影の場合は、肺野から外すことができないため、肺実質の評価の妨げとなる(**図 2-9**)。

　以上より、胸部の単純 X 線画像を見た際に、鎖骨、肋骨、肩甲骨の陰影から、

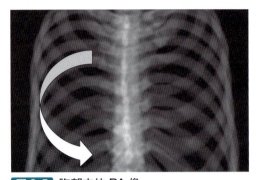

図 2-5 胸部立位 PA 像
肋骨は後方成分に比して前方成分は下方に位置している。

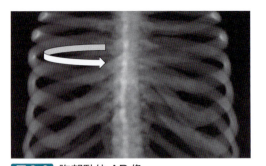

図 2-6 胸部臥位 AP 像
肋骨は後方成分と前方成分はほぼ同じ高さにある。

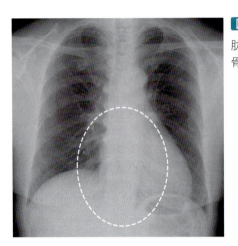

図 2-7 胸部立位 PA 像
肋軟骨の石灰化が強いため，下位肋骨においても胸骨につながる部分が明瞭化している（**破線円内**）。

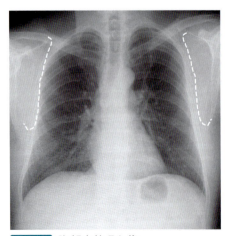

図 2-8 胸部立位 PA 像
肩甲骨は肺野から外れるように撮影される。そうすることで肺野がわかりやすくなる。

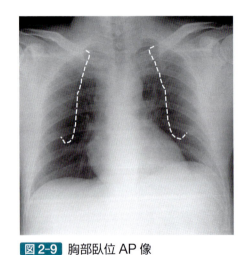

図 2-9 胸部臥位 AP 像
肩甲骨は肺野から外れることができず，肺野に重なる。このため肺野病変がわかりにくくなることがある。

PA 像であるか AP 像であるかは判断可能である．立位か臥位かに関しても心陰影や肺血管陰影，胃泡などの消化管ガス像から類推は可能である．

② 心陰影の見え方

心陰影は，立位での撮影の場合は，重力の影響でやや縦長の状態になるが，臥位での撮影の場合は，やや拡大する．PA 像で撮影するのか AP 像で撮影するのかによっても大きく影響する．心臓は腹側に位置しているため，AP 像では PA 像に比して心陰影が拡大する(図 2-10)．また，斜位によって心陰影のサイズは変化する．心臓は体軸に垂直に位置しているわけではなく，左前方に向かって斜めに位置している．したがって，理論的には右前斜位において心陰影は拡大して見え，左前斜位において心陰影は縮小して見える(図 2-11)．

③ 縦隔陰影の見え方

縦隔陰影は，立位と臥位とでは，心陰影ほど大きな違いはないが，PA 像で撮

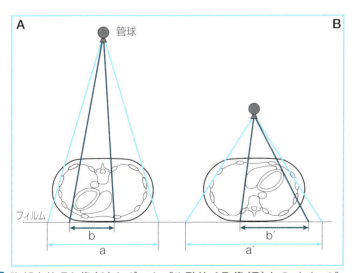

図 2-10 胸部立位 PA 像(A)とポータブル臥位 AP 像(B)とのイメージ

管球からフィルム(照射面)までの距離は立位 PA 像(A)では 2 m であるが，ポータブル(B)では 1 m と短く，PA では心臓がフィルムに近づくため，心陰影は拡大されることなく(b<b′)，輪郭も明瞭化する．臥位では心臓はフィルムから離れるため，拡大され輪郭が不明瞭化する．胸郭自体も拡大される(a<a′)が，心胸郭比(CTR)は，ポータブル臥位 AP 像のほうが大きくなる$\left(\frac{b}{a}<\frac{b'}{a'}\right)$．(船曳知弘．1. X 線．主訴から攻める！救急画像．レジデントノート 2017：19(No. 5 増刊)：766-773. より許可を得て改変)

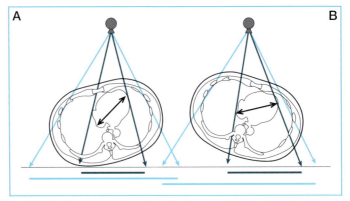

図 2-11 胸部単純X線写真の左前斜位像(**A**)と右前斜位像(**B**)における心陰影の違い

左前斜位(**A**)では心陰影がやや小さく描出されるが，右前斜位(**B**)では心陰影はやや大きく描出される。

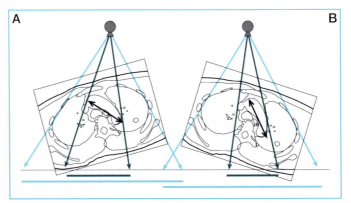

図 2-12 胸部単純X線写真の左前斜位像(**A**)と右前斜位像(**B**)における縦隔陰影の違い

左前斜位(**A**)では縦郭陰影がやや大きく描出されるが，右前斜位(**B**)では縦郭陰影はやや小さく描出される。

影するのかAP像で撮影するのかで影響を受ける。心臓と同様に縦隔は腹側に位置しているため，AP像ではPA像に比して縦隔陰影が拡大する。また，心陰影と同様に斜位による変化があり，心陰影とは逆の変化を生じる。上行大動脈から弓部，および下行大動脈近位を主体とした縦隔陰影は，体軸から右前方（左後方）に向かって位置している。したがって，理論的には右前斜位において縦隔陰影は縮小して見え，左前斜位において縦隔陰影は拡大して見える(**図 2-12**)。縦隔のサイズは大動脈弓だけでなく，上大静脈の影響も受けるため，縦隔陰影は心陰影ほど斜位による変化をとらえにくい。

④ 横隔膜の見え方

横隔膜(diaphragm)は，胸部と腹部の境界となっているが，通常は左側のほうが低位に存在する。腹腔内圧および重力の影響で，臥位AP像であれば立位PA像に比して横隔膜は挙上する(図2-13)。基本的に，X線透過性が異なるものが接している場合はその境界は明瞭となるが，X線透過性が近いものが接している場合はその境界が不明瞭になる。したがって，横隔膜の陰影がわかりにくい場合は，横隔膜に接しているのは，肺実質内の空気ではなく水分(胸水など)やつぶれた肺(無気肺)が接しているということになる(図2-14)。

⑤ 肺血管陰影の見え方

肺血管陰影も重力の影響を受けるため，立位PA像では下肺野の肺血管影のほうが太くなり，上肺野の肺血管影のほうが細い。しかし，臥位AP像では上下の肺野の肺血管陰影に差がなくなる(図2-15)。**心不全の影響で肺うっ血が存在している場合，臥位AP像で肺血管陰影の太まりが生じてくるが，正常であっても上肺野の肺血管陰影は太まっているので，読影時には注意しなければならない。**

⑥ 側面像の評価

胸部正面像は今なお撮影件数が多いものの，CT検査の普及に伴い，胸部側面

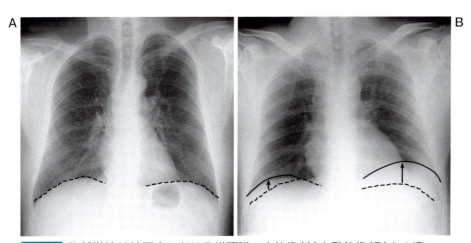

図2-13 胸部単純X線写真における横隔膜の立位像(**A**)と臥位像(**B**)との違い
立位像(**A**)では，重力の影響で横隔膜は下がりやすいが，臥位像(**B**)では横隔膜は立位像に比して挙上する。

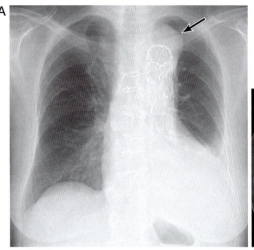
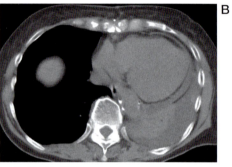

図 2-14 70歳台女性　心陰影におけるシルエットサイン陽性

胸部大動脈瘤に対してステントグラフト内挿術（thoracic endovascular aortic repair：TEVAR）後。胸部単純X線写真（**A**）では，大動脈に一致してステントグラフトが留置されている。弓部では動脈瘤が存在している（→）。心陰影は拡大しているが，CT（**B**）と比較すると，心臓に接して心囊液の貯留と胸水および胸水に伴う受動性無気肺の影響で，心臓の境界が不明瞭化していると考えられる。

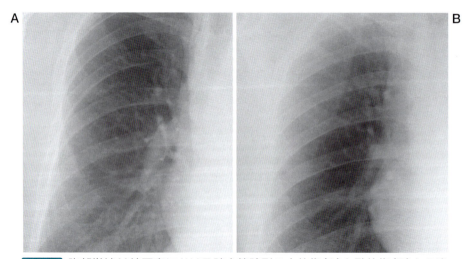

図 2-15 胸部単純X線写真における肺血管陰影の立位像（**A**）と臥位像（**B**）との違い

立位像（**A**）では，重力の影響で肺血流は尾側に流れやすいため下肺野の血流が増加し，上肺野の肺血管陰影は細まり，下肺野の肺血管陰影は太まる。一方，臥位像（**B**）では，重力の影響が上肺野でも下肺野でも同様になるため肺血管陰影は同様に描出される。

像が撮影される機会が減少している。正面像に比して側面像は情報量に乏しいものの，正面像を補う重要な検査の1つである。**正面像で臓器の重なりにより不明瞭になる心陰影に重なる病変や，縦隔陰影に重なる病変の検出には有効である。**心陰影の背側や，胸骨背面を観察する〔3章「3.2 X線検査(p.46)」参照〕。

2.2 腹部単純X線写真

　腹部単純X線写真は，CT検査の利便性向上および性能の向上に伴い，その価値は薄れつつあるが，撮影する場合にはその特徴を理解したうえで撮影する必要があり，撮影した以上はその画像から重要な所見を読み取らなければならない。

① 腹部臓器の見え方

　腹部臓器としては，肝・膵・脾・腎などの実質臓器のほか，胃・十二指腸・小腸・大腸などの管腔臓器など非常に多くの臓器が存在している。撮影する条件により，これらの臓器の見えやすさは異なり，**立位になると重力の影響で，固定されていない臓器は尾側に移動する。その典型は小腸**であり，腸間膜に固定されているだけなので，立位では下腹部に集まってきて，わかりにくくなる。したがって，**腹部臓器の撮影の基本は臥位像であり，立位像が有用なのは基本的に腹腔内遊離ガスの検出とニボーの検出である。**これらの異常所見に関しては後述する(p.50)。

　実質臓器周囲に脂肪組織が存在しているとその境界は明瞭化する。たとえば，腎臓の周囲にはGerota筋膜とよばれる脂肪組織が存在しているため，腎臓の輪郭は検出しやすい(**図2-16**)。また，肝下縁においても周囲の脂肪組織が存在していれば境界線は明瞭化する(**図2-17**)。腹腔内液体貯留が肝周囲に存在している場合は，肝臓の境界が不明瞭になる(**図2-18**)。

② 腸腰筋陰影

　腸腰筋陰影(psoas line)は，主に大腰筋によって構成され(**図2-19**)，腰椎L1/L2レベルから大腿骨小転子に向かって直線状に延びる線である(**図2-20**)。腸管ガスに伴い見えにくいこともあるが，後腹膜の病変の除外には必要な所見の1つであり，腸腰筋の外側には後腹膜の脂肪が存在しているため，その境界が明瞭に描出される。しかし，腸腰筋に接して軟部陰影(血腫や炎症など)が存在していると，その境界は不明瞭化する(**図2-21**)。

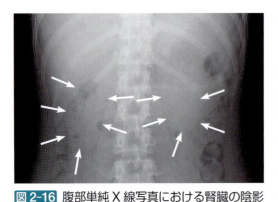

図 2-16 腹部単純 X 線写真における腎臓の陰影

腎臓の周囲には Gerota 筋膜とよばれる脂肪組織層があり，腎臓と Gerota 筋膜という X 線透過性が異なるものが接しているため，腎臓の境界が明瞭化しやすい（→）。

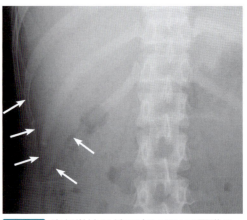

図 2-17 腹部単純 X 線写真における肝臓の陰影

肝臓の周囲には腸間膜脂肪組織が存在することで，肝臓と脂肪組織という X 線透過性が異なるものが接していれば，肝臓の境界が明瞭化しやすい（→）。ただし，肝左葉などでは他の臓器も重なり肝臓の境界はわかりにくい。

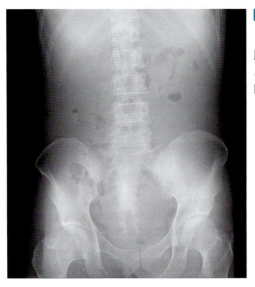

図 2-18 腹部単純 X 線写真における肝臓の陰影の不明瞭化

肝臓に接して X 線透過性の近いもの（腹水など）が存在している場合は，肝臓の境界が不明瞭化する。

2.2 腹部単純X線写真

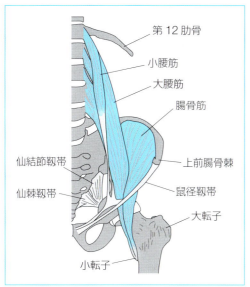

図 2-19 腸腰筋の解剖

腸腰筋は、小腰筋、大腰筋、腸骨筋から構成される。腹部単純X線写真では、大腰筋の存在が重要である。

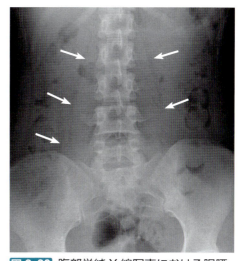

図 2-20 腹部単純X線写真における腸腰筋の陰影

腸腰筋、特に大腰筋の周囲には後腹膜の脂肪組織が存在しているため、腹部単純X線写真ではその境界が明瞭に描出されやすい。腰椎L1/L2付近の高さから、カタカナの「ハ」の字を描くように描出される（→）。

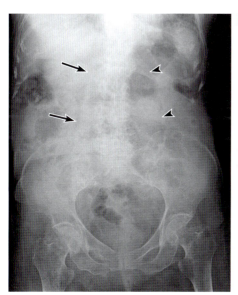

図 2-21 腹部単純X線写真における腸腰筋の陰影の不明瞭化

右腸腰筋陰影は正常に描出されている（→）が、左腸腰筋陰影は不明瞭（▶）である。腸腰筋陰影が不明瞭である場合、大腰筋に接してX線透過性の近いもの（後腹膜血腫など）が存在している可能性がある。具体的には腹部大動脈瘤破裂や腸腰筋血腫、腸腰筋膿瘍などを疑う必要がある。ただし、特異度が高いわけではなく、不明瞭化していても、それは腸管のガス像などの影響によるものかもしれない。

③ 側腹線条

側腹線条（flank stripe line）は側腹部の腹斜筋の内側にみられる脂肪組織の層である（図 2-22）。この側腹線条の内側に結腸の便塊を含む空気が描出される。腹水が傍結腸溝（paracolic gutter）に貯留すると，側腹線条と大腸との間隔が開大する[2]（図 2-23）ので，腹部単純 X 線写真で腹水の有無を想定することができる。

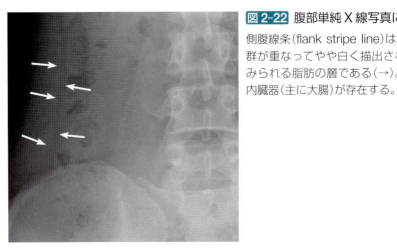

図 2-22 腹部単純 X 線写真における側腹線条
側腹線条（flank stripe line）は，側腹部の腹斜筋群が重なってやや白く描出される部分の内側にみられる脂肪の層である（→）。この内側に腹腔内臓器（主に大腸）が存在する。

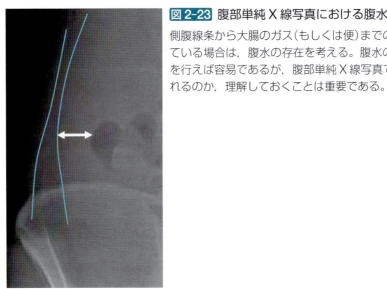

図 2-23 腹部単純 X 線写真における腹水の検出
側腹線条から大腸のガス（もしくは便）までの距離（↔）が開大している場合は，腹水の存在を考える。腹水の存在は超音波検査を行えば容易であるが，腹部単純 X 線写真でどのように描出されるのか，理解しておくことは重要である。

④ 膀 胱

　膀胱(urinary bladder)は後腹膜臓器であり，やはりその周囲に脂肪組織が存在するため，その輪郭が描出される(図 2-24)。膀胱の輪郭が描出できない場合に後腹膜血腫など，膀胱に接して軟部組織の病変が存在している可能性を考える。骨盤骨折を疑って骨盤単純 X 線写真を施行する場合でも，骨折の有無だけではなく膀胱の輪郭を確認するとよい(図 2-25)。

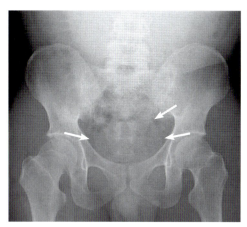

図 2-24 骨盤単純 X 線写真における膀胱の陰影(正常)

膀胱の周囲に脂肪組織が存在していると，X 線透過性が異なるものであるため膀胱の境界が明瞭化する(→)。

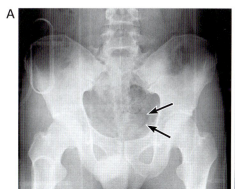
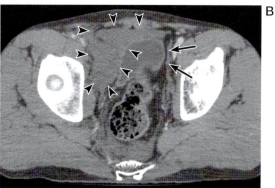

図 2-25 膀胱の陰影(異常)

A：骨盤単純 X 線写真，B：造影 CT　膀胱の境界が不明瞭化している場合は，骨盤骨折などに伴う後腹膜血腫などの可能性がある。膀胱の左側壁の境界は描出されている(→)が，右側壁の描出が不良であり，骨盤内右側に後腹膜血腫(▶)が存在している可能性がある。

Part I 　画像検査の基本

◉ 文献
1) 船曳知弘. 1. X 線. 主訴から攻める! 救急画像. レジデントノート 2017；19（No. 5 増刊）：766-773.
2) Keeffe EJ, Gagliarki RA, Pfister RC. The roentgenographic evaluation of ascites. Am J Roentgenol Radium Ther Nucl Med 1967；101：388-396. 　　　　　　　　　　　PMID：6045397

コラム　腹腔内遊離ガスが見当たらない（帰してしまった患者①）

　胸やけがあり深夜に救急車で受診した 50 歳台の男性。以前にも同様の症状で，内視鏡検査を行い逆流性食道炎と診断されたことがある。そのときと同様の症状ではあるが，今回のほうが強かったため，救急車で来院した。念のため臥位で腹部単純 X 線写真を行い，横隔膜下に腹腔内遊離ガスはみられなかった。血液検査では白血球の上昇がみられたが，CRP は正常で，翌日の消化器内科受診を指示し帰宅とした……。

　早朝にショック状態で救急搬送となり，CT で上部消化管穿孔と診断された。振り返ると，前日の腹部単純 X 線写真は臥位での撮影であるため，横隔膜下には腹腔内遊離ガスはみられないのも当然で，撮影条件を十分に確認する必要があった。

2.3 頭部CT：横断像

動脈解剖（①〜⑩）

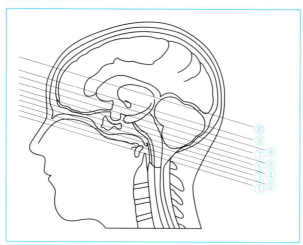

頭部CTスライス

① 環椎上縁レベル

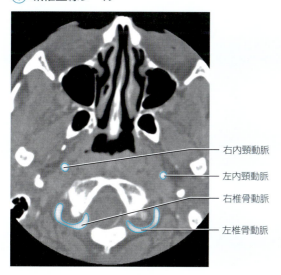

右内頸動脈
左内頸動脈
右椎骨動脈
左椎骨動脈

② 大後頭孔レベル

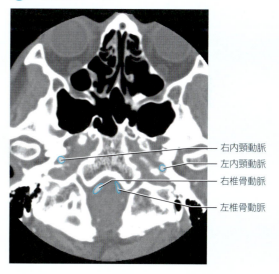

右内頸動脈
左内頸動脈
右椎骨動脈
左椎骨動脈

③ 頸動脈管レベル

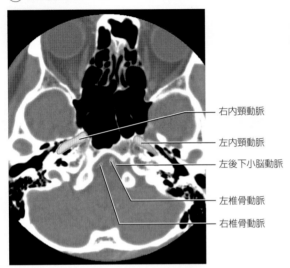

- 右内頸動脈
- 左内頸動脈
- 左後下小脳動脈
- 左椎骨動脈
- 右椎骨動脈

④ 内耳道下部レベル

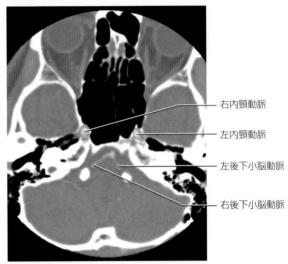

- 右内頸動脈
- 左内頸動脈
- 左後下小脳動脈
- 右後下小脳動脈

⑤ 内耳道レベル

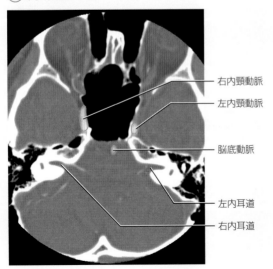

- 右内頸動脈
- 左内頸動脈
- 脳底動脈
- 左内耳道
- 右内耳道

⑥ 内耳道上部レベル

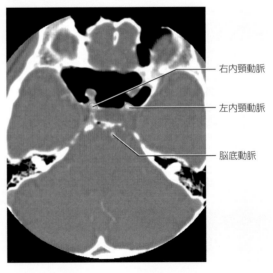

- 右内頸動脈
- 左内頸動脈
- 脳底動脈

2.3 頭部CT：横断像

⑦ 後床突起レベル

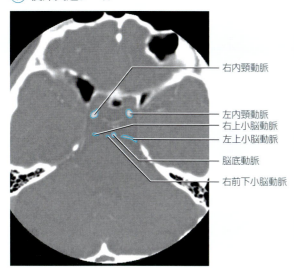

- 右内頸動脈
- 左内頸動脈
- 右上小脳動脈
- 左上小脳動脈
- 脳底動脈
- 右前下小脳動脈

⑧ 鞍上槽下部レベル

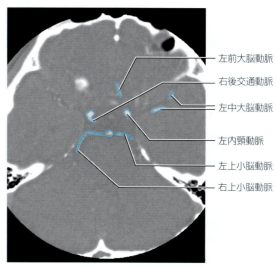

- 左前大脳動脈
- 右後交通動脈
- 左中大脳動脈
- 左内頸動脈
- 左上小脳動脈
- 右上小脳動脈

⑨ 鞍上槽レベル

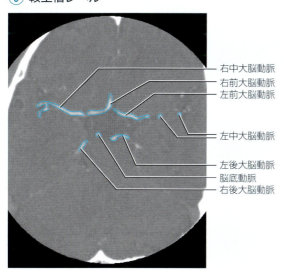

- 右中大脳動脈
- 右前大脳動脈
- 左前大脳動脈
- 左中大脳動脈
- 左後大脳動脈
- 脳底動脈
- 右後大脳動脈

⑩ シルビウス裂上部レベル

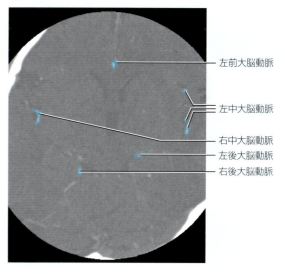

- 左前大脳動脈
- 左中大脳動脈
- 右中大脳動脈
- 左後大脳動脈
- 右後大脳動脈

動脈支配領域（①〜⑦）

頭部CTスライス

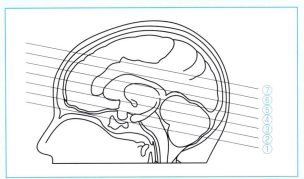

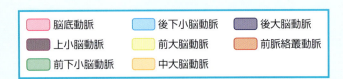

- 脳底動脈
- 後下小脳動脈
- 後大脳動脈
- 上小脳動脈
- 前大脳動脈
- 前脈絡叢動脈
- 前下小脳動脈
- 中大脳動脈

① 歯状核レベル

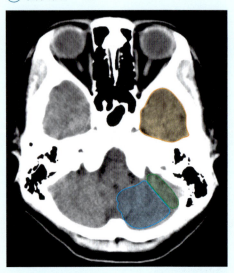

② 橋レベル

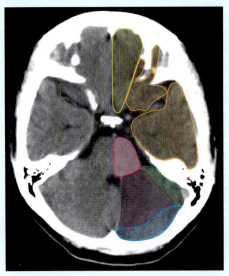

③ 鞍上槽レベル

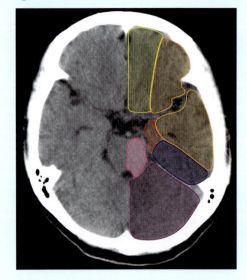

④ 中脳レベル

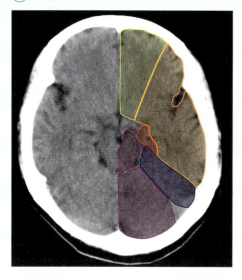

⑤ 基底核レベル

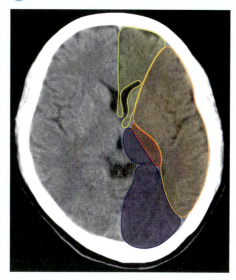

⑥ 側脳室体部レベル

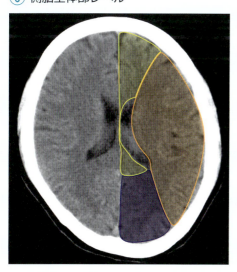

⑦ 頭頂葉レベル

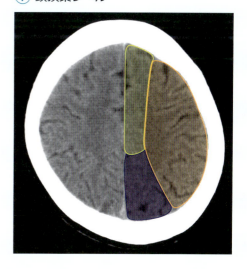

2.4 胸部CT：横断像

縦隔条件（①〜⑨）

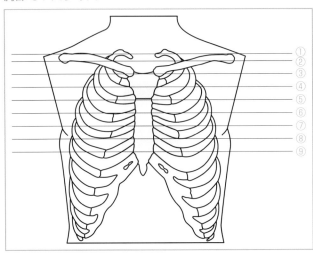

胸部CTスライス

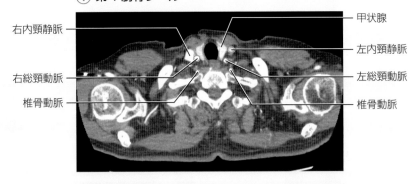

① 第1肋骨レベル

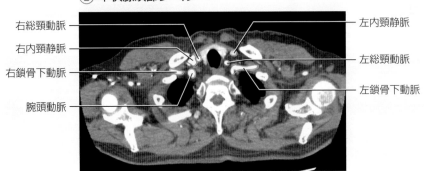

② 甲状腺峡部レベル

③ 大動脈弓上部レベル

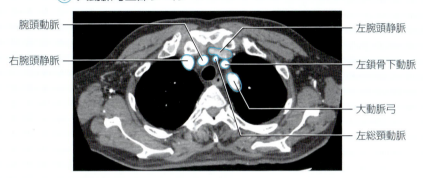

④ 大動脈弓レベル

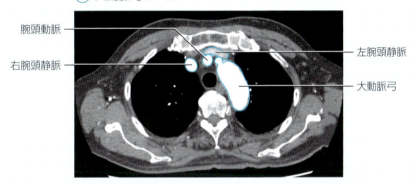

⑤ 奇静脈弓レベル

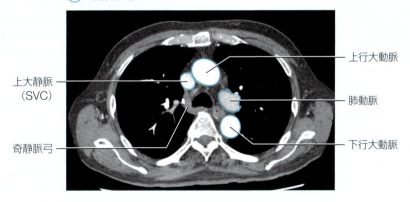

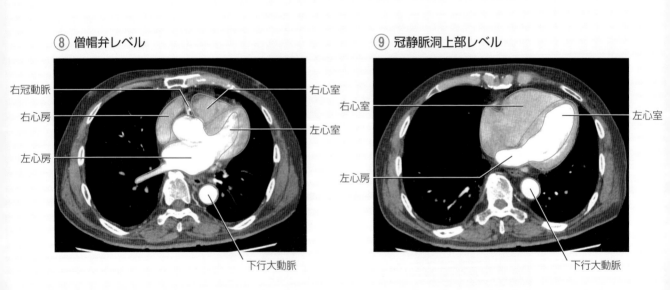

肺野条件（①〜⑨）

胸部CTスライス

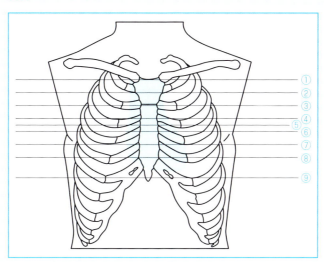

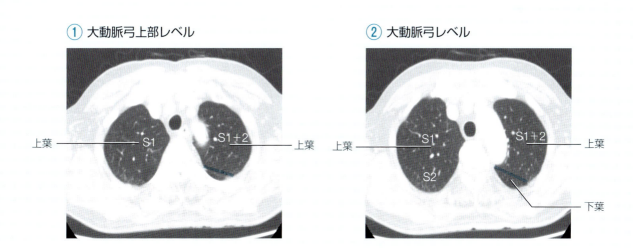

① 大動脈弓上部レベル

② 大動脈弓レベル

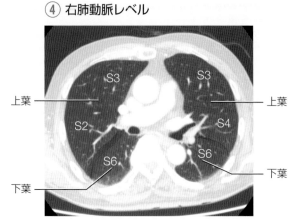

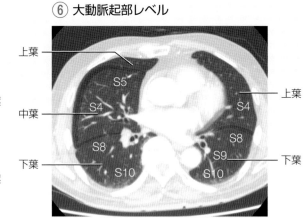

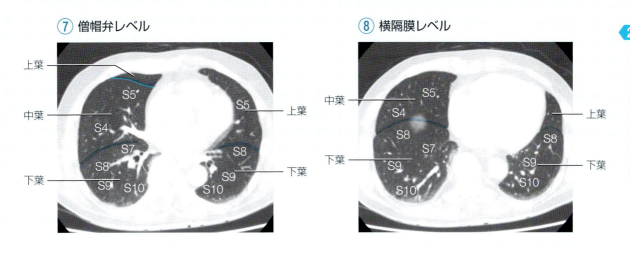

⑦ 僧帽弁レベル

⑧ 横隔膜レベル

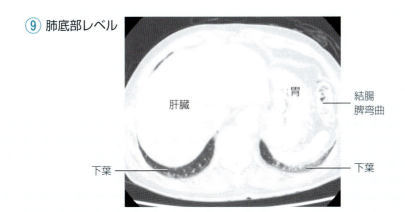

⑨ 肺底部レベル

2.5 腹部・骨盤CT：横断像

①〜⑬

腹部・骨盤CTスライス

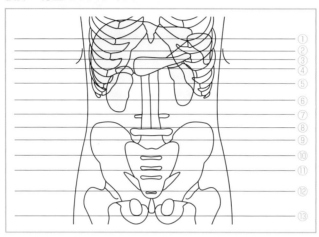

① 第12胸椎（Th12）レベル

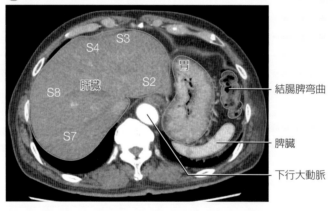

2.5 腹部・骨盤 CT：横断像

② 腹腔動脈レベル

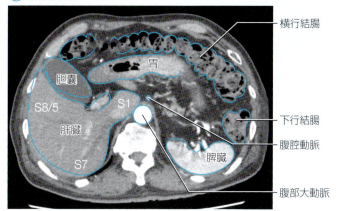

③ 膵臓レベル

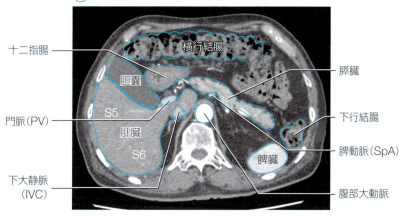

④ 副腎レベル

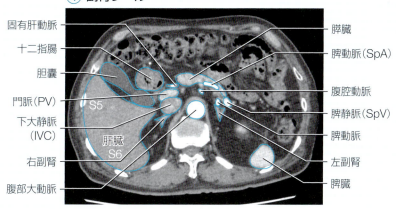

⑤ 脾静脈門脈合流レベル

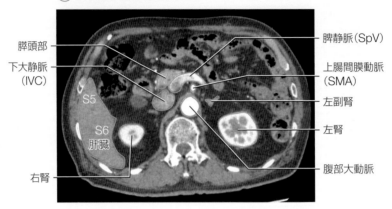

⑥ 腎動脈レベル

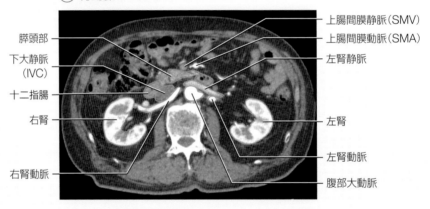

⑦ 臍レベル

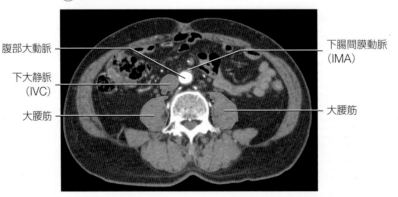

2.5 腹部・骨盤CT：横断像

⑧ 大動脈分岐レベル

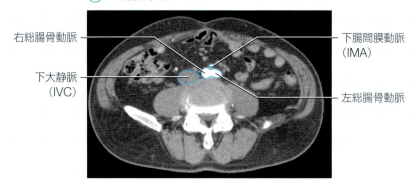

- 右総腸骨動脈
- 下大静脈（IVC）
- 下腸間膜動脈（IMA）
- 左総腸骨動脈

⑨ 仙骨レベル

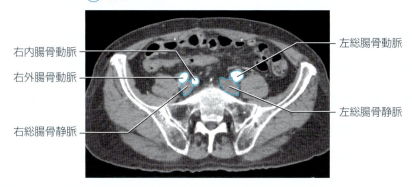

- 右内腸骨動脈
- 右外腸骨動脈
- 右総腸骨静脈
- 左総腸骨動脈
- 左総腸骨静脈

⑩ 仙腸関節レベル

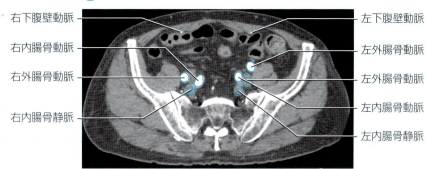

- 右下腹壁動脈
- 右内腸骨動脈
- 右外腸骨動脈
- 右内腸骨静脈
- 左下腹壁動脈
- 左外腸骨動脈
- 左外腸骨動脈
- 左内腸骨動脈
- 左内腸骨静脈

⑪ 大坐骨孔レベル

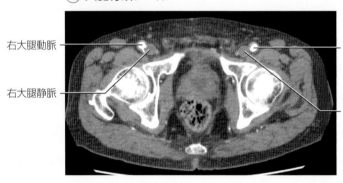

⑫ 大腿骨頭レベル

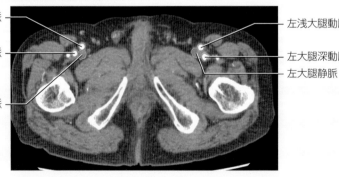

⑬ 恥骨結合下部レベル

2.6 胸腹部CT：冠状断像

(①〜⑥)

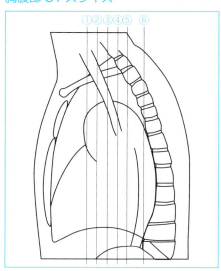

胸腹部CTスライス

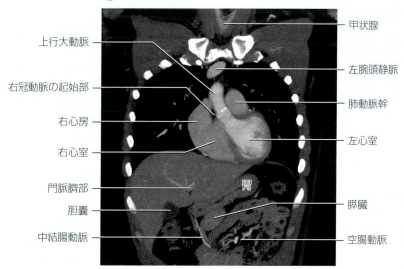

① 大動脈起始部レベル

② 腕頭動脈レベル

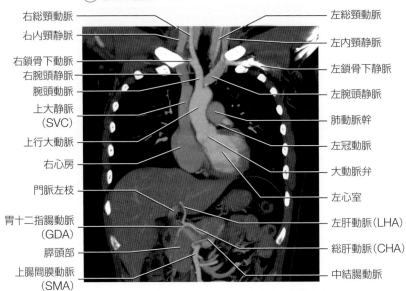

③ 左総頸動脈レベル

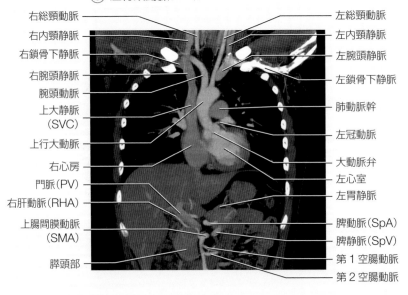

2.6 胸腹部CT：冠状断像

④ 上肺静脈レベル

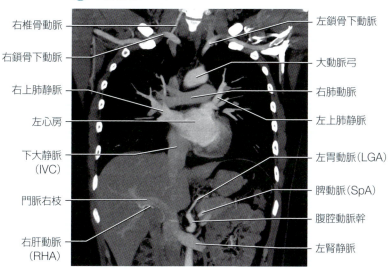

⑤ 左鎖骨下動脈レベル

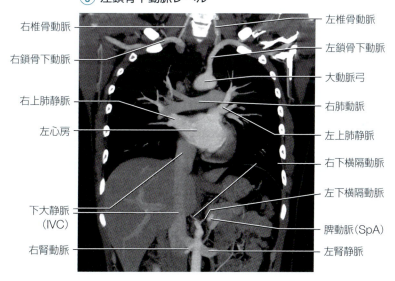

Part I 画像検査の基本

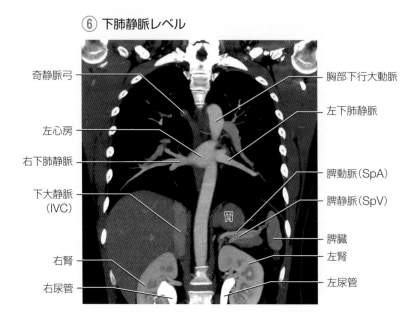

⑥ 下肺静脈レベル

奇静脈弓 — 胸部下行大動脈
左心房 — 左下肺静脈
右下肺静脈
下大静脈（IVC） — 脾動脈（SpA）
— 脾静脈（SpV）
胃
— 脾臓
右腎 — 左腎
右尿管 — 左尿管

略語一覧

CHA	: common hepatic artery（総肝動脈）
GDA	: gastroduodenal artery（胃十二指腸動脈）
IMA	: inferior mesenteric artery（下腸間膜動脈）
IVC	: inferior vena cava（下大静脈）
LGA	: left gastric artery（左胃動脈）
LHA	: left hepatic artery（左肝動脈）
PV	: protal vein（門脈）
RHA	: right hepatic artery（右肝動脈）
SMA	: superior mesenteric artery（上腸間膜動脈）
SMV	: superior mesenteric vein（上腸間膜静脈）
SpA	: splenic artery（脾動脈）
SpV	: splenic vein（脾静脈）
SVC	: superior vena cava（上大静脈）

3章

撮像時の工夫：診断へつなげるポイント

3.1 超音波検査

　超音波検査はベッドサイドで簡易に施行でき，また繰り返し行うことができることから再び脚光を浴びている。救急領域においては，POCUS[*1] として確立されつつあり，日本救急医学会においても『救急 point-of-care 超音波診療指針』[1]）が公開されている。その領域別各論で論じられている項目[*2] のなかでは，胸部，心臓，腹部・生殖器が，本書籍にかかわる部分である。

① 胸部

　肋間から気胸の有無，肺水腫，肺炎・無気肺，胸水・血胸の評価を行う。呼吸に合わせて臓側胸膜の動きを確認できれば（lung sliding 陽性），気胸はない。Lung sliding が消失している場合は lung point[*3] を検索する。肺水腫では多発するBライン[*4] を検索する。これが限局していたり，sonographic consolidation[*5] が認められれば，肺炎や無気肺を疑う。横隔膜上に echo free space[*6] が観察されたり，椎体の陰影が観察されれば胸水や血胸を疑う。

② 心臓

　心臓超音波では，左室の壁運動に関しては詳細な評価ではなく4段階程度の評価[*7] で十分である。その他に右室拡大や下大静脈の拡張の有無，心嚢液の貯留を検索する。

③ 腹部・骨盤

　腹腔内液体貯留（腹水・腹腔内出血），急性胆嚢炎，腹部大動脈瘤・腹部大動脈

---

*1　point-of-care ultra-sound
1章(p.3)参照。

*2　本指針の第2章「各論I-領域別活用」に以下の項目あり。
1. 上気道
2. 胸部
3. 心臓
4. 腹部・生殖器
5. 深部静脈
6. 皮膚軟部組織・運動器
7. ガイド下手技

*3　胸膜が接する部位（正常）と接しない部位（気胸）の境界で，呼吸とともに lung sliding が出現・消失を繰り返す所見。

*4　胸膜ラインから垂直方向に減衰せずに伸びる高輝度線状アーチファクト。

*5　肺内の含気低下による異常所見のこと。肺が低輝度または充実臓器様エコーをみせる。

*6　液体により無エコーに描出されること。

*7　以下の4段階である。
① 高度低下，② 低下，③ 正常，④ 過収縮

Part I　画像検査の基本

解離，尿管結石（水腎症）・尿閉の有無に関して評価する。小児であれば腸重積症に関しても評価する。これらに焦点を当てて検索することで，短時間で，さらなる精査の必要性を判断することができる。

④ 外傷

*8 focused assessment with sonography for trauma
1章(p.3)参照。

*9 1章(p.3)参照。

　外傷の場合はショックの原因検索およびショックに陥る可能性の有無に関して焦点を当てて評価する。これがFAST*8であり，血胸や腹腔内出血による出血源検索のほか，心嚢液の貯留を評価することで心タンポナーデによる閉塞性ショックの有無に関しても評価する。

　FASTに気胸の検索を含めて行うことをEFAST*9とよんでいる。FASTはプライマリーサーベイで行われるが，その際には気胸の評価までは含まれないが，**プライマリーサーベイで気管挿管（陽圧換気）を行わなければいけない状況であったり，胸部外傷があり気胸の可能性がある場合などは，時間がかからないので簡単に気胸の評価を行うとよい。**

3.2 X線検査

① 胸部

　胸部は撮影する機会が非常に多い検査の1つである。胸部を撮影する場合，理想的な撮影方法は立位PAでの撮影である。PAとは身体（被写体）の後(posterior)に管球があって，前(anterior)に照射フィルムがある撮影の方法である（**図3-1**）。会社や学校での検診で撮影される方法と言えば容易に想像できるであろう。この方法の理由は，それが最も明瞭な写真が撮影できるからである。X線管球から照射フィルムまでの間に被写体が存在するが，フィルムに近いほうが写真は明瞭になる。フィルムに身体が接するようにするが，腹側にフィルムを置く（PA像）か，背側にフィルムを置く（AP像）かで，それほど差はないようにみえる。肺野ではどちらでも大きな差はないが，心陰影には差が生じる。これは心臓が身体の腹側にあるためである。AP像では，PA像に比して心陰影が拡大される。逆にPA像では心陰影は拡大されず，また輪郭が明瞭化する。正常像の違いに関しては，2章「2.1 ② 心陰影の見え方(p.15)」を参照のこと。

　したがって，**胸部に関しては可能な限り立位でのPA像を撮影する。**これができない場合，座位であったり，臥位であったりという撮影になる。またPAの撮

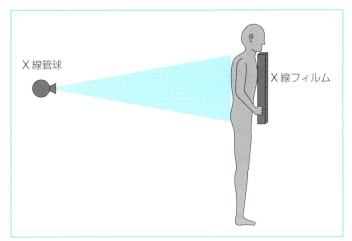

図 3-1 胸部単純 X 線写真の立位 PA 像のシェーマ

X 線管球は背側に存在しており，背側（後，posterior）から腹側（前，anterior）に向かってX 線が照射され，腹側に存在するフィルムで検出する。

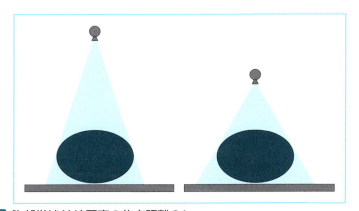

図 3-2 胸部単純 X 線写真の焦点距離のシェーマ

X 線管球とフィルムとの距離により被写体の拡大率が異なる。距離が離れていれば，拡大されにくいが，十分な透過度を得るためには被ばく量が多くなる。空間の広さなども考慮し，X 線管球とフィルムとの距離は決められている。

影ができない場合は AP の撮影になる。また，撮影室に移動できない場合はポータブル撮影ということになる。ポータブル撮影ではフィルムまでの距離が撮影室での撮影（2 m）に比して近くなる（1 m）ことも特徴であり，画像は拡大される（図3-2）。

　胸部側面像は，撮影頻度は減少しているものの，CT が施行できない状況で，スクリーニング的に正面像で検出できない部位の異常所見を検出することができ

Part I 画像検査の基本

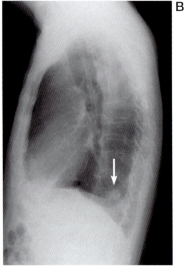

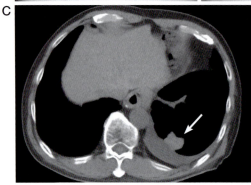

図3-3

A, B：胸部単純X線写真の正面像と側面像
心陰影の背側の病変は心陰影と重なり，正面像(A)だけでは検出しにくいことがある。心臓に接していなくても不明瞭なことが多い。側面像(B)の撮影により心陰影背側に存在する腫瘤影(→)が明瞭化する。

C：図3-3 Aにおける胸部CT
左横隔膜直上に結節影が存在している(→)。左胸水貯留も存在している。

る。代表的なのは，心陰影に隠れた病変と，縦隔に隠れた病変である。心陰影の**背側に存在している病変を側面像で明瞭に描出させること**(図3-3 A, B)ができたり，**前縦隔の病変では胸骨背側に異常所見を見いだすこと**(図3-4)ができたりする。また，上葉の病変か下葉の病変かわかりにくい場合には，側面像で葉間胸膜を確認することにより，その区別が容易になる(図3-5)。

外傷では，臥位ポータブルで撮影されることが多い。これは，患者の呼吸循環状態が不安定な可能性があり，状態を把握するまで患者を初療室から移動させにくいためである。ポータブル（持ち運びが可能）なのでAP像で撮影するためにフィルムを患者の背面に入れる必要がある。外傷患者では脊椎損傷の可能性があるため安易に動かせないため，バックボードの下にフィルムを置いて撮影する。注意すべきは撮影の範囲である。左右の肋骨を入れること，上下は鎖骨を十分に入れ，横隔膜を含むことである。工夫として，バックボードの下に枕木を置いて

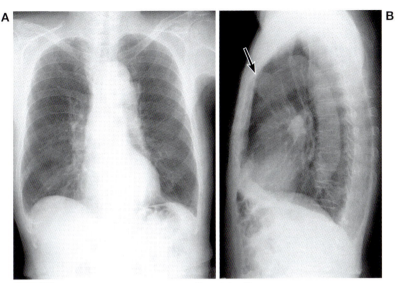

図 3-4 胸部単純 X 線写真の正面像と側面像

胸骨背側の陰影（→）は，正面像（**A**）では縦郭陰影に重なり不明瞭なことがあるが，側面像（**B**）を追加することで，検出が容易になる。

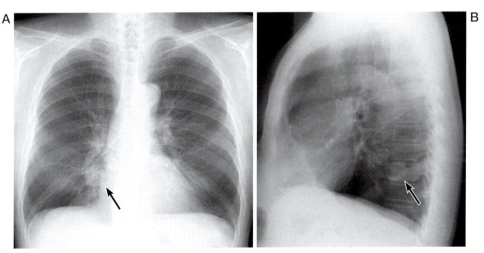

図 3-5 胸部単純 X 線写真の正面像と側面像

肺野の陰影（→）が，解剖学的に上葉（もしくは中葉）に存在しているのか，下葉に存在しているのか判断するのに，側面像（**B**）は有用である。

おくと（図 3-6），フィルムの出し入れ，位置調整が容易であり，撮影のため（フィルムを背面に敷くため）に人手を割かなくてもよくなる。

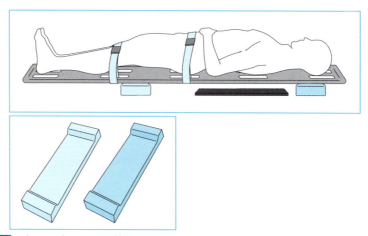

図 3-6 バックボード下の枕木
脊椎損傷の場合を考えてバックボードの下にフィルムを置いて撮影する。その際に枕木も配置する。撮影フィルムの位置調整もスムーズとなる。

② 腹部

　腹部単純 X 線写真の基本は，臥位像と立位像の 2 枚である。臥位では骨盤まで十分に含まれるように撮影し，立位では横隔膜を十分に含むように撮影する（図 3-7）。腹腔内遊離ガスやニボーを検出したい場合は立位での撮影が勧められる。

　しかしながら，救急診療の現場では立位を保持できないこともある。撮影することが目的ではないので，無理して立位で撮影することなく他の代替手段を検討する。『急性腹症の診療ガイドライン 2015』[2]においても，「腹部単純 X 線検査の診断能は限定的でルーチン検査として行う意義は乏しい」と記載されている。腹部単純 X 線写真でどうしても腹腔内遊離ガスを描出させたいならば，左側臥位正面像（デクビタス[*10]）を撮影することで，肝表面に腹腔内遊離ガスを検出することができる。また，従来欧米では急性腹症に対するルーチンでの撮影は，胸部立位 PA 像と，腹部の立位・臥位像の 3 枚とされている[3]。胸部も撮影するのは，そのあとの入院を踏まえてというのではなく，腹腔内遊離ガスの検出は，腹部立位撮影よりも胸部立位撮影のほうが検出しやすいためである（図 3-8）。

　外傷の場合に腹部を撮影することは少ない。実質臓器損傷の有無などの解剖学的情報量に乏しいからである。腹腔内出血の有無を見るならば，前述のように傍結腸溝や肝臓の境界線で類推も不可能ではないものの，超音波検査のほうが実用的である。以上より，外傷の際に腹部の撮影が行われることはないと考えてよい。

[*10] decubitus
ちなみに褥瘡という意味もある。

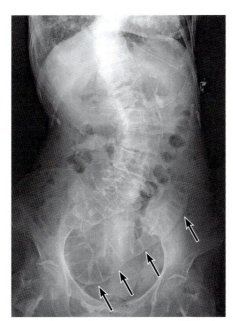

図 3-7 腹部単純X線写真（臥位像）における腹腔内遊離ガス

腹腔内遊離ガスは立位では横隔膜直下に描出されるが，臥位では検出が困難である。しかしながら，腸管壁が明瞭に描出される double wall sign（→）を見た場合は，腹腔内遊離ガスの存在を考える。腸管内ガスの存在により，腸管の内側の壁は描出されやすいが，外側は腸間膜脂肪組織により境界が通常は検出できない。Double wall sign とは，腹腔内遊離ガスの存在により，腸管の内外両側が明瞭化すること。

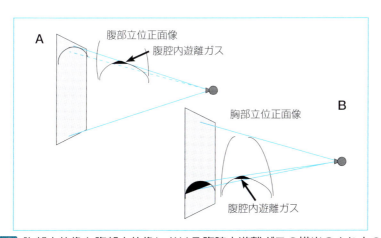

図 3-8 胸部立位像と腹部立位像における腹腔内遊離ガスの描出のされ方の違い

腹部立位像（**A**）では，横隔膜の高さはフィルムの上端に位置することが多く，X線管球から見上げる位置に存在するため，少量の腹腔内遊離ガスの検出が困難な場合がある。これに比して，胸部立位像（**B**）では横隔膜の高さはフィルムの中央の高さに位置することが多く，X線管球からほぼ水平に位置しているため少量の腹腔内遊離ガスでも検出しやすい。

③ 骨盤

内因性疾患で骨盤を撮影することはほぼない。重症外傷においては，骨盤の撮影が多く行われる。**重症外傷において出血性ショックの原因検索の一環として撮影される**。外傷による出血源の1つとして後腹膜出血があげられるが，骨盤骨折に伴う頻度が高いため骨盤の撮影を行っている[*11]。不安定型骨盤骨折のほうが出血はしやすいが，骨折の程度と出血量が相関関係にあるというわけではないので注意する。CTを撮影できる循環状態であれば，CTで評価を行うほうが情報量は多い。CTを施行できない状況であれば，骨盤をインレット像，アウトレット像で撮影する（図3-9）ことで情報量は増えるが，現実的には撮影される機会は少ない。

撮影時の工夫としてはフィルムを縦置きにして，下位腰椎を含めたり，大腿骨を長めに含めることである。注意するべきは骨盤の**左右を意識し，骨盤が欠けないようにする**ことである。大腿部の変形に乏しい，または外傷痕に乏しい場合であれば，坐骨の高さが撮影の下端になるようにして腰椎を含める。それにより横突起骨折や腸腰筋陰影を確認することができ，後腹膜出血の有無の判定材料となることがある。

*11 プライマリーサーベイにおける重症外傷の出血源と画像検査
・胸腔内出血：胸部単純X線検査・FAST
・腹腔内出血：FAST
・後腹膜出血：骨盤単純X線検査
・筋肉内血腫：なし（視診と触診）
・体表からの出血：なし（視診）

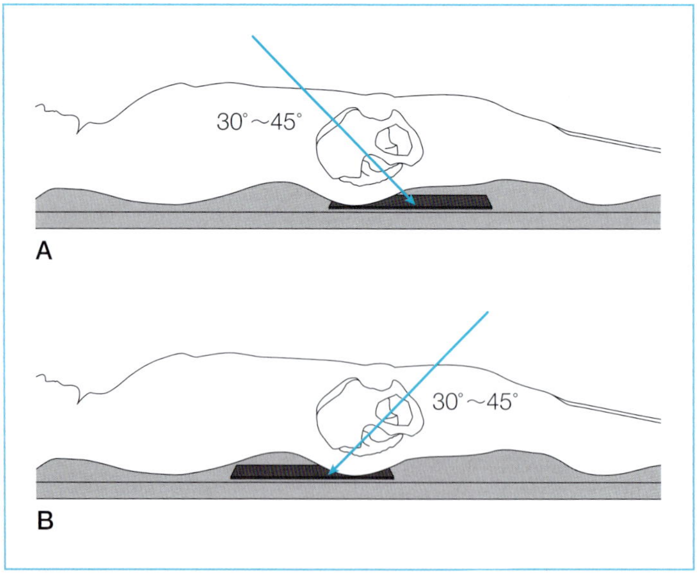

図3-9 骨盤のインレット像とアウトレット像

インレット像（**A**）は頭側から撮影し，アウトレット像（**B**）は尾側から撮影する。

④ 四肢

　四肢においては，依然として単純X線撮影が画像検査の第一選択である。基本的には2方向以上で撮影する。**正面像とそれと直行する側面像で撮影する**のが基本である。また，関節面を含むようにして全長を撮影するとよい。大腿骨など全長を含むことが難しい場合は，遠位か近位のどちらかに焦点を絞って撮影することもある。また，側面像の場合，前腕骨・下腿骨など並走する骨に重なりが生じる場合は，回内・回外もしくは外旋・内旋などを撮影することがある。**指骨や中手骨・中足骨などの撮影では**，側面像では他の骨の重なりで評価できないため，**正面像と斜位像を撮影する**ことで評価する。

　さらに，**手関節や足関節などの小さな骨が存在している部位では**，斜位像を追加撮影することで骨折線が明瞭となることもあるため，**骨折が疑わしい場合は4方向での撮影を考慮する**（図3-10）。

　小児に関して，正常像と比較してみるため健側も撮影する場合があった。確か

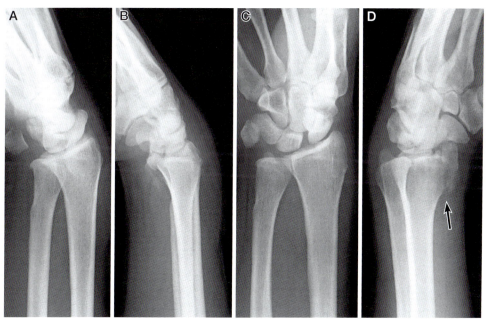

図3-10 手関節における4方向の単純X線撮影

単純X線写真の基本は2方向以上で撮影することである。骨の重なりなどによって1方向では不明瞭なことがあるためである。ただし，正面像（**C**）と側面像（**B**）だけでは骨折線の検出が困難な場合もあり，両斜位像（**A**，**D**）を追加することにより，骨折線は明瞭化（**D**，→）する。それをふまえて確認すると，側面像でも骨折線は存在しているのがわかる。

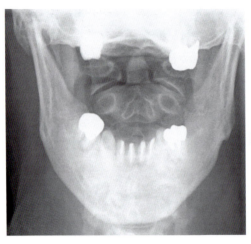

図 3-11 頸椎開口位の単純 X 線撮影

上位頸椎の正面像は，通常の正面像では顔面骨の影響で描出困難であるため，開口位の撮影を行い，口腔を通して環軸関節などを観察する。

に健側と比較できるメリットはあるものの，関係のない部位に被ばくさせていることを十分に考えて，行動するべきである。

⑤ 頸椎

頸椎（cervical vertebrae）でも正面像と側面像で評価する。頸椎は上位で頭蓋と関節を形成しているため，顔面骨・頭蓋骨の影響から正面像では上位頸椎が描出されない。したがって，**上位頸椎の正面像は開口位で撮影する**（図 3-11）という工夫が必要である。**救急患者診療で気管挿管を行っている場合**は，開口位で撮影することができないので，**他の検査（CT 検査）を考慮する**。

また，下位頸椎は胸椎に移行する。胸椎には肋骨が接合しており胸郭を形成するため，下位頸椎の側面像は肩の存在により不明瞭になる。そのため側面像を撮影するときは，両肩をできるだけ下げて撮影する。自分で肩を下げられない場合は，介助者が手を尾側に引っ張った状態で撮影するとよい。それでも下位頸椎が見えない場合もある。その場合はやはり他の検査法（CT 検査）で評価する必要がある。

⑥ 頭蓋・顔面

頭蓋骨の評価のために単純 X 線撮影を行うことは，以前より少なくなったものの必要な検査の 1 つである。正面像の撮影は，顔面骨と重なるため後頭骨の評価が不可能となる。したがって，後頭骨の評価が必要な場合は，TOWNE 像を撮影する（図 3-12）ことで評価が可能になる（図 3-13）。側面像に関しては，目

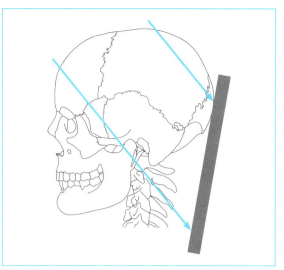

図3-12 頭蓋の単純X線撮影(TOWNE像)のシェーマ

頭蓋骨の評価のための正面像では，顔面骨に重なり後頭骨の評価が困難になる。その場合，TOWNE像を撮影することにより，後頭骨の病変を明瞭化することができる。

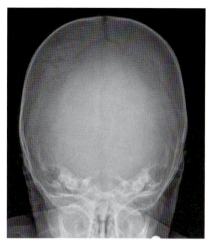

図3-13 頭蓋の単純X線撮影（TOWNE像）

TOWNE像ではラムダ縫合の描出や大後頭孔の描出が明瞭であり，これらの部位における骨折線の評価が可能になる。

的とする病変が左右どちらにあるかによって撮影する方向を検討する。たとえば，右側頭部の打撲により，側頭骨骨折の有無を評価する場合は，右をフィルムに近づけて，左から照射する（LR像）ことで，右側頭骨は明瞭になるので骨折線は検出しやすくなる。

顔面の場合は，側面像での評価は左右が重なり有効な情報が得られないことがあり，WATERS像を撮影する(図3-14)ことで，副鼻腔も含めて評価しやすくなる(図3-15)。

本来は腹臥位で顔面に接してフィルムを置き，後頭部からPA方向で撮影されるが，外傷の場合のWATERS像ではAP方向で撮影する。

3.3 CT検査

どんなにCTの性能がよくなったとしても，CTは被ばくを伴う検査であり，その必要性に関しては十分に検討しなければならない。**撮像範囲**をどのように考えるか，**造影剤の使用の有無**をどのように考えるか，**造影剤を注入する方法**をど

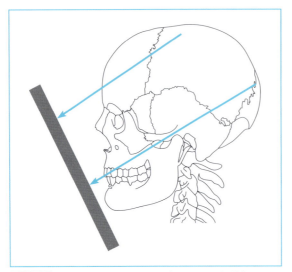

図 3-14 頭蓋の単純 X 線撮影（WATERS 像）のシェーマ

顔面骨の評価のための正面像だけでなく WATERS 像を撮影することにより評価が容易になる。上顎洞・前頭洞などの副鼻腔の評価も容易になる。

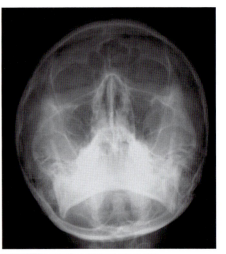

図 3-15 頭蓋の単純 X 線撮影（WATERS 像）

WATERS 像では上顎洞の副鼻腔炎や顔面骨の骨折なども検出が容易であり，多列検出器型 CT（MDCT）が多用されるまでは比較的多く撮影されていた。MDCT の進歩に伴い，顔面の CT データを再構成することで，単純 X 線写真を凌駕する画像が得られるようになり，WATERS 像や TOWNE 像が撮影されることは少なくなった。

のように考えるか，**造影剤の副作用**にどのように対応しなければならないのか，などを理解した状態で，検査オーダーを行うべきである。

① 単純 CT が必要な状況

a. 頭部

*12 blood-brain barrier

頭部は単純 CT が基本になる。脳実質は血液脳関門（BBB[*12]）が存在しているため，造影 CT を行っても増強効果はみられず，血管や脈絡叢のみが増強効果を認める。BBB が破壊されている脳腫瘍なども増強効果がみられるが，単純 CT との比較が必要になるため，単純 CT での撮像は必要である（図 3-16）。造影前から高吸収である場合には出血や石灰化を考えるが，造影 CT の画像しか存在しない場合，増強効果によって高吸収であるのか，増強効果はなく単純 CT の時点から高吸収なのか鑑別が困難である。

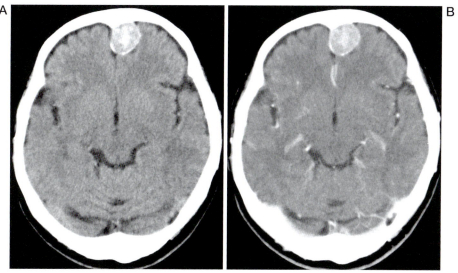

図 3-16 30 歳台女性　脳腫瘍

A：単純 CT，B：造影 CT　前頭骨および大脳鎌に広く接するように腫瘤がみられる。単純 CT で高吸収を呈しており，石灰化が存在していると考えられる。造影 CT では，増強効果は不明瞭であるが，造影 CT しか施行していなければ，この高吸収は増強効果によるものであると誤診する可能性がある。

脳梗塞超急性期では，閉塞血管が高吸収に描出される[*13]ことがある。

[*13] 脳梗塞超急性期での異常所見については，7 章「7.2 脳梗塞」(p.110)参照。

b. 胸部

　肺実質は造影してもしなくても画像上は変化を指摘できないため，単純 CT のみで十分である。なので，**単純 X 線写真で肺炎が疑われる場合は，単純 CT で十分である**。もっとも，そのような症例では CT を施行すること自体に疑問がある。

　一方，縦隔における大血管は造影 CT のほうが，解剖把握が容易になる。したがって，**縦隔病変を検出するには造影 CT が必要**になる。造影 CT に加えて単純 CT も必要になるような状況は，急性大動脈解離が疑われる症例である。早期血栓閉塞型の急性大動脈解離では血栓化した偽腔が単純 CT で高吸収となって描出される[4]（図 3-17）ので，単純 CT を施行しておいたほうがよい。また，偽腔開存型での急性大動脈解離でもフラップがある程度判定可能になるので，単純 CT で疑わしい症例を造影 CT につなげることが可能になる。ただし，フラップが単純 CT で検出できない偽腔開存型の急性大動脈解離も存在する（図 3-18）ため，単純 CT だけで急性大動脈解離を否定するのは危険である。

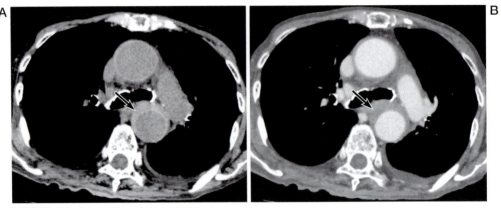

図3-17 70歳台女性　急性大動脈解離

A：単純CT，B：造影CT　胸部下行大動脈に三日月状の高吸収が認められ(→)，早期血栓閉塞型の急性大動脈解離の所見である。造影CTでは血栓化した偽腔には増強効果はみられない。

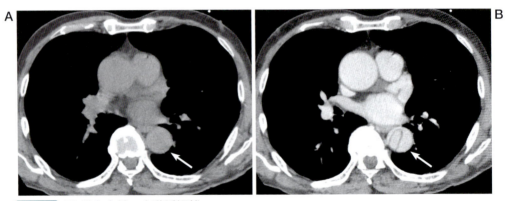

図3-18 50歳台女性　大動脈解離

A：単純CT，B：造影CT　胸部下行大動脈に大動脈解離がみられるが，単純CTでは，解離を診断するのは困難である(→)。造影すると解離の存在は明瞭化する。

c. 腹部

●結石の検出

　胆石・総胆管結石・腎結石・尿管結石などがあげられる。単純CTを施行することにより，これらの結石の有無を判定することができる。

- **胆石・総胆管結石**は，造影CTでは検出が困難になることがあるため，単純CTを施行しておく必要がある(図3-19)。胆道系の結石は，他の結石に比して，吸収値が高くなりにくいことがあるので，注意が必要である。胆石の存在自体は超音波検査で検出できるので，胆石に対して診断目的でCTを施行する

必要はない。総胆管結石は超音波では総胆管下端までは見にくいこともあるため，単純CTで評価するという選択肢はある。

- **腎結石**は，救急診療において，腹痛などの原因疾患となることは少ないので，これを目的に単純CTを施行する必要はない。
- **尿管結石**は，診断がつけば造影CTは不要となることが多く[5]，基本的には単純CTだけ施行し，造影CTを施行しないことが多い。単純CTで検出できない尿管結石はないと考えてよい。しかしながら，単純CTを施行して尿管結石が見つからなかった場合，追加で造影CTが必要になることもある。**腰背部痛・（顕微鏡学的）血尿を主訴として来院した患者の場合**，尿管結石の可能性は高いが，腎梗塞の可能性もあり，特に心房細動など塞栓症のリスクがある際は，**造影CTを考慮すべきである**（後述）。また，尿管結石で造影CTを行っても，結石の検出は可能であり，腎臓の増強効果の遅延や尿管壁の造影効果の増強，腎周囲腔の脂肪組織の濃度上昇などを検出することができる（図3-20）。

以上から，**単純CTが必須になるのは，総胆管結石を疑っている場合である**。ただし，胆管炎の診断自体は臨床的にはGGTPやALPの上昇を伴っていることで判断できる。あとは，尿管結石の診断に有用で，造影CTを省略することが可能である。

● 出血の検出

腹腔内出血では，単純CTで漏出性腹水と異なり高吸収に描出される（図3-21）。その際に，高吸収の液体貯留の分布から出血源を大まかに推測することが可能である。しかしながら，腹腔内出血を生じている場合に，造影剤使用の禁忌がない限り造影CTを行うのが基本であり，造影CTを施行することで，出血

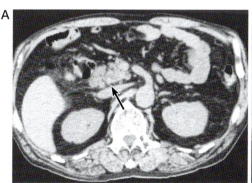 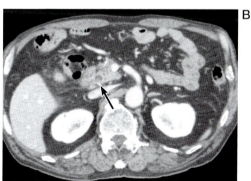

図3-19 40歳台女性　総胆管結石

A：単純CT，B：造影CT　総胆管結石は，単純CTで淡い高吸収にしかならないことがあり（→），その場合，造影CTを行うと周囲の組織の増強効果に伴い，結石の存在が不明瞭になる。

Part I 画像検査の基本

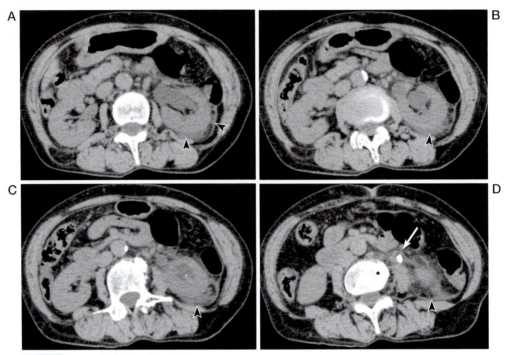

図3-20 60歳台女性　左尿管結石
A〜D：単純CT　左尿管結石(→)の存在により上流の尿管・腎盂は拡張しており，腎周囲腔の脂肪組織の濃度上昇(▶)がみられる。

源を検索することができる。また，出血源を特定できなくても腹腔内液体貯留が出血の要素を含んでいるか否かは造影CTでも判定できるため，腹腔内出血の検出を目的とした単純CTは必須ではない。

また，外傷における血管外漏出像を検出する場合，小さな骨片があると，血管外漏出像であるのか骨片を見ているのかわかりにくいことがあるため，単純CTを施行しておくと比較のためにも有用である(図3-22)。

● 比較(単純CTと造影CT)

消化管出血では，造影CTで出血源を検索することになるが，消化管内容物(便塊)が高吸収の場合，消化管内に漏出した造影剤を見ているのか，元々の消化管内の高吸収な便塊を見ているのか判断に苦慮する場合がある。下部消化管出血が疑われる患者で，大腸内に便が貯留していて，その便が硬便の場合に単純CTでも高吸収に描出される。また，**背景疾患に慢性腎不全があり，カルシウムを含有するリン吸着薬を内服している場合，便塊がカルシウムを含むため消化管内容物が高吸収に描出されやすい**(図3-23)。したがって，**下部消化管出血が疑われ**

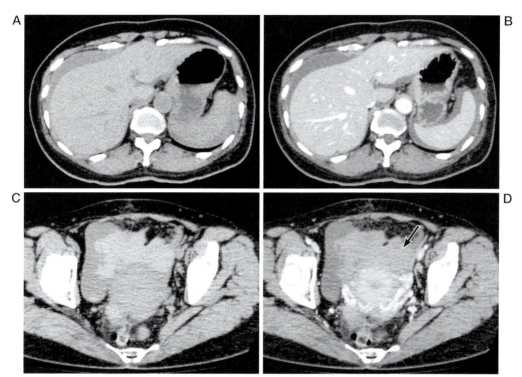

図 3-21 30歳台女性　卵巣出血による腹腔内出血

A，C：単純CT，B，D：造影CT　肝周囲および骨盤内に腹水がみられるが，腹水のCT値は肝周囲の液体貯留に比して高い部分がみられる（→）。骨盤内を主体とした腹腔内出血が示唆される。卵巣静脈が子宮周囲に発達しているのがわかる。本症例は，卵巣出血による腹腔内出血であった。

る場合は，単純CTを施行しておくとよい。

　また，絞扼性腸閉塞の患者で，絞扼した腸管が出血性壊死に至っている場合，単純CTで若干高吸収に描出される。造影CTの画像しかない場合は，腸管壁が増強効果で高吸収になっているのか，元々の出血性壊死で高吸収になっているのか判断困難なことがあるため，単純CTを施行しておくとよい。

● 比較（前回）

　前回の造影CTからのフォローでCTを施行しなければならない状況では，前回使用した造影剤が残存しているのか，わかりにくいために単純CTを追加しておくとよい。特に，他院で造影CTが施行されており，治療目的で転院となっている症例では，転送の間に変化がある可能性があり，CTを再度施行することがある。その際には，単純CTは必要である。

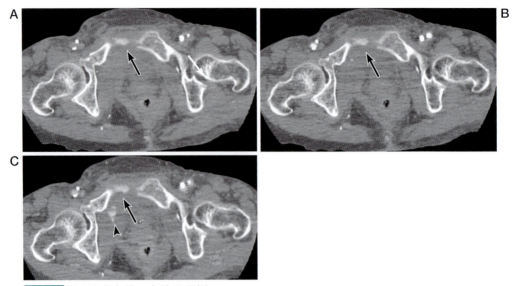

図 3-22 80 歳台女性　右恥骨骨折

A：単純 CT，B：造影 CT（早期相），C：造影 CT（実質相）　右恥骨骨折に伴う血管外漏出像がみられる（▶）．3 つの写真を比べると造影剤が徐々に広がるのがわかる．骨片の partial volume で，骨片が淡く描出され，血管外漏出と判別困難な状況があるが，単純 CT の存在によって区別が容易になる．単純でも造影でも陰影に変化がなければ，骨陰影と判断することができる（→）．

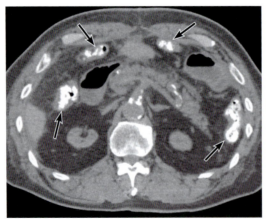

図 3-23 70 歳台女性　慢性腎不全

単純 CT　結腸内に高吸収がみられる（→）．両側腎臓は萎縮しており，慢性腎不全として矛盾しない．慢性腎不全による維持血液透析中の患者であり，リン吸着薬を内服中のため，カルシウムと結合して高吸収に描出される．

② 造影 CT が必要な状況

a. 腹部
● 臓器血流を見る

　造影剤は血流とともに各臓器に流れるので、血流障害があれば、増強効果が得られなくなる。たとえば、**脾梗塞や腎梗塞（図 3-24）を疑っている場合には造影 CT が必須になる**。前述のように突然の腰背部痛で発症した患者において、検尿で尿潜血が陽性であると、鑑別の 1 つとして腎梗塞を考えなくてはならない。左側であれば、脾梗塞も鑑別にあげられる。

　管腔臓器であれば、粘膜に増強効果がみられる。正常胆嚢では粘膜と粘膜下層を区別することは困難であるが、炎症を起こしている場合は、壁が肥厚し、粘膜も造影効果が増強しているためわかりやすい。急性胆嚢炎では粘膜の増強効果が容易に判断できるが、**粘膜の増強効果に欠損がみられる場合は壊疽性胆嚢炎を考えなければならない**（図 3-25）。

　腸管血流の評価も非常に重要である。腸閉塞の原因のなかで最も多い癒着性腸閉塞であれば保存的治療も可能であるが、絞扼性腸閉塞ならば腸管の血流障害が存在しているということであり、緊急治療が必要である。そのため、腸管に増強効果を認めるか否かという判断が重要になる（図 3-26）。もっとも、腸管血流が消失する前に診断し手術を行うことで、腸管切除を免れることができる。

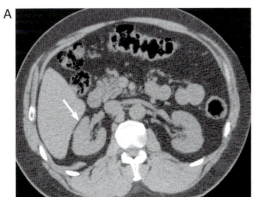 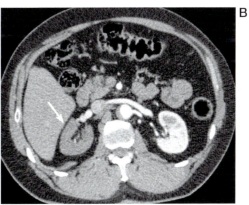

図 3-24 50 歳台男性　腎梗塞

A：単純 CT．B：造影 CT　単純 CT では腎臓の描出に左右差を認めないが、造影 CT では右腎臓の増強効果が消失している（→）。腎梗塞の早期の段階では、単純 CT で異常が描出されないことが多いので注意が必要である。

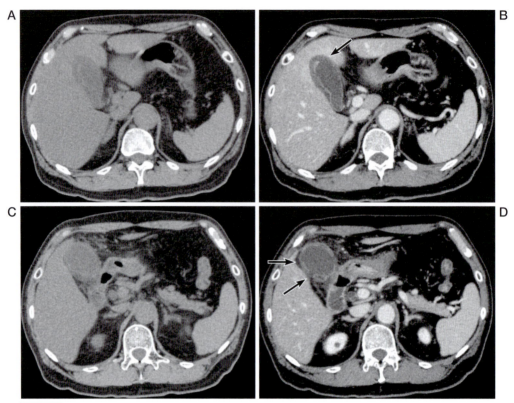

図3-25 50歳台男性　壊疽性胆嚢炎

A, C：単純CT，B, D：造影CT　胆嚢周囲脂肪組織濃度の上昇がみられるので，急性胆嚢炎の診断は単純CTでも可能であるが，造影すると胆嚢粘膜の途絶が認められ（→），壊疽性胆嚢炎であることが診断できる。胆石の存在はCT上は検出できなかった。

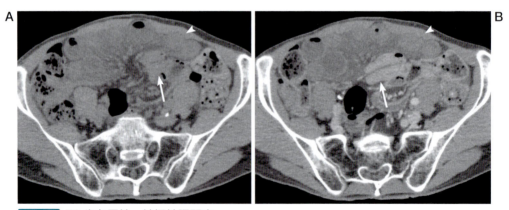

図3-26 70歳台男性　絞扼性腸閉塞

A：単純CT，B：造影CT　腹側にある小腸ループの増強効果は欠如している（▶）。その背側にみられる小腸には増強効果がみられる（→）。内ヘルニアによる絞扼性腸閉塞の所見で，ヘルニア門は造影されている小腸の右側にある。腸間膜が密集して存在しているのが特徴である。

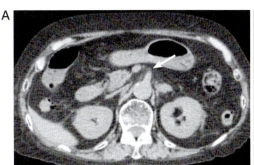 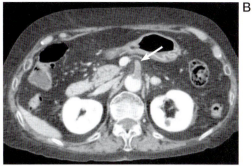

図 3-27 60 歳台男性　上腸間膜動脈血栓症

A：単純 CT，B：造影 CT　上腸間膜動脈（SMA）の起始部から造影欠損が認められる（→）。SMA 血栓症の所見である。単純 CT で早期血栓は高吸収に描出されることがあるが，本症例では不明瞭である。造影することで，閉塞が明瞭化する。腸管血流が保たれているか確認することは重要であり，起始部であれば，膵頭部のアーケードを介して腸管血流自体は保たれる可能性がある。

● 血管内病変を見る

　血管そのものも造影剤で高吸収に描出されるため，血管内病変が疑われる際にも造影 CT が必要である。代表的なのは急性大動脈解離（図 3-17 参照）や急性動脈閉塞（図 3-27）である。もちろん，動脈閉塞がある場合は，これより末梢の臓器血流が障害されるため，上記のような臓器血流障害の有無を同時に評価する必要がある。

● 血管外漏出像を見る

　臓器もしくは血管から血液が外部に流れている場合[14]には造影剤が血管外に漏出するため，造影 CT で評価することができる。出血性疾患であっても，単純 CT では出血源を特定することは困難であり，治療法を確立することができない。

[14] 腹腔内出血・後腹膜出血・消化管出血など。

③ 造影剤の使用方法

a. 造影剤の体内での流れ

　CT で経静脈性造影剤を使用する場合，末梢静脈から注入すると，右房に達したのち，右室→肺動脈→肺→肺静脈→左房→左室→大動脈→各臓器へと流れる。造影剤濃度が高ければ増強効果は強くなり，造影剤濃度が低ければ増強効果は弱くなる。造影剤の注入速度が緩徐である場合は，造影剤が血管内で薄まり濃度が低くなるため増強効果も弱くなる。造影剤は腎臓で濾過され体外へ排出されるため，時間が経過すると増強効果は減弱する。

Part I 画像検査の基本

b. ダイナミック撮像

　前述のような血管内病変や血管外漏出像を見る場合は，造影剤が濃い濃度で血管に達していれば，増強効果が強く（白く描出）なるため，造影剤を勢いよく注入（急速注入）することで，その病変を明確にすることができる。これを一般的にダイナミック撮像とよんでいる。**目的血管に造影剤が高濃度で流れているタイミングで撮像すればよい。**

　前述のように造影剤は体内を循環するため，そのタイミングを見計らって撮像を開始する。急速注入とは，造影剤を1秒間に3～5 mL 前後注入する方法であり，一般的な造影剤の注入速度[*15]の3倍程度の速さで注入することになる。造影剤の粘稠度は高く，それだけの速度で注入するには自動注入器が必須である。

*15　1～1.5 mL/秒。

c. ダイナミック撮像での撮像タイミングの計測

　たとえば，肺動脈塞栓症を疑っている場合は，注入開始から撮像開始までの時間は短いが，下肢動脈閉塞を疑っている場合は，注入開始から撮像開始までの時間は長くなる。造影剤を注入し始めてから撮像を開始するまでの時間は，どのように決定すると最適なタイミングになるのか，これには個人差があるため，適切な時間設定が必要である。時間の設定方法としては，**タイミング法**と**ボーラストラッキング法**があり，一長一短があるため，施設内で決めておくことが多く，オーダーをする医師としては自施設でどのように撮像しているか理解しておく必要がある。

●タイミング法

　撮像するタイミングをあらかじめ決めておく方法である。たとえば，肺動脈塞栓症を疑っている場合は造影剤を注入開始後20秒，大動脈解離を疑っている場合は造影剤注入開始後25秒，肝腫瘍を疑っている場合は注入開始後30秒など，疑っている疾患によってタイミングを決定する。長所としては，設定が容易であり，通常 CT を操作していない診療放射線技師でも設定しやすいということがあげられる。短所としては，血流に個人差があるためタイミングを外す可能性があることである。

●ボーラストラッキング法

　撮像するタイミングをモニタリングしながら至適タイミングで撮像を開始する方法である。まず，撮像する部位に応じてモニタリングする部位を決定する。その部位の造影剤による濃度上昇（CT 値の上昇）を計測しながら，至適タイミングを見計らって撮像を開始する。長所は，タイミングを逃さないということであり，関心部位の増強効果が最も高い状態で画像が得られる。短所は，慣れていないと設定に時間を要すること，モニタリングのため被ばく量が増えることである。

d. 実質相/平衡相/排泄相の撮像

　動脈優位相の撮像は上記のごとく，タイミングを考えて撮像する必要があるが，**実質相（臓器の実質に造影剤が達しているタイミング）**や**平衡相（全身に造影剤が行きわたっているタイミング）**や**排泄相（造影剤が尿路排泄されるタイミング）**での撮像に関しては，造影剤注入開始からの時間設定に関しては個人差を考える必要はない。実質相に関しては 90〜110 秒程度に設定されていることが多い。平衡相は 180 秒程度に設定され，排泄相は 300 秒程度に設定されていることが多い。深部静脈血栓症を確認したいのであれば平衡相，尿管の走行や尿管閉塞の有無・膀胱内の突出を確認したいのであれば排泄相での撮像を行う。

④ 造影剤使用の可否

　造影剤の添付文書では，次のとおりである。**禁忌**は，**① ヨードまたはヨード造影剤に過敏症の既往歴のある患者，② 重篤な甲状腺疾患のある患者**であり，**原則禁忌**は，**③ 一般状態の極度に悪い患者，④ 気管支喘息の患者，⑤ 重篤な心障害・肝障害のある患者，⑥ 重篤な腎障害（無尿など）のある患者**などとされている。

a. ヨードまたはヨード造影剤に過敏症の既往歴のある患者

　代表的な過敏症としてアナフィラキシー様反応があげられる。アナフィラキシー様反応の既往がある患者への投与は危険であり，生命に危機を及ぼすため使用してはならない。副作用を予防・軽減する目的でステロイドを使用することがあるが，これに関しては**臨床メモ**を参照されたい。以前に生命にかかわるような副作用が生じている患者では，使用を控えなければならない。

b. 重篤な甲状腺疾患のある患者

　重篤な甲状腺疾患のある患者では，ヨードが体内に入ることによる甲状腺機能の変化が予測できないからである。

c. 一般状態の極度に悪い患者

　全身状態が不良であればこそ，原因を検索する必要があり，使用することによるメリットが高いと考えられる場合は，造影剤を使用する。リスクとベネフィットを鑑みて，担当医の判断で使用を決定するべきである。

> **臨床メモ**
>
> 　造影剤の副作用の発現予防にステロイドを用いることがある。ただし，ステロイドが有用であるという明確なエビデンスは存在しない[6]。そのため，施設により使用基準・使用方法などを定めておくとよい。海外では1つの方法として下記のような方法が用いられており，日本医学放射線学会による『ヨード造影剤ならびにガドリニウム造影剤の急性(即時性)副作用発症の危険性低減を目的としたステロイド前投薬に関する提言(2022年12月改訂第3版)』[6]においても紹介されている。
>
> **American College of Radiology Manual on Contrast Media に基づくプロトコール**[7]
>
> 　下記のいずれかを実施する。
>
> 1. プレドニゾロン50 mgを造影剤投与の13時間前，7時間前，および1時間前に経口投与する。
> 2. メチルプレドニゾロン32 mgを造影剤投与の12時間前と2時間前に経口投与する。
>   上記1, 2に，抗ヒスタミン剤を追加してもよい(ジフェンヒドラミン50 mgを1時間前に筋注，皮下注または経口投与)。
> 3. 経口投与ができない場合には，デキサメタゾン7.5 mg，もしくはベタメタゾン6.5 mgなどのリン酸エステル型ステロイドを静注してもよい。その場合は，急速静注は禁忌であり，1〜2時間以上かけて点滴投与が望ましい[8]。
>
> **注意**：ヒドロコルチゾン，プレドニゾロン，メチルプレドニゾロンなどのコハク酸エステル型ステロイドを静注で用いると，喘息発作を誘発することがある(特にアスピリン喘息の患者)ので勧められない。経口ステロイドにはこのような危険性は少ないとされている[9]。

d. 気管支喘息の患者

　気管支喘息に関しては，アレルギー症状を呈しやすく，造影剤を使用することで喘息発作が生じる可能性があるため注意しなければならない。ただ，気管支喘息がある患者に対して造影剤使用による副作用の可能性は，気管支喘息がない患者に比して10倍とも報告されている[10]。10倍とはいえ，0.3%程度であり，この数字を高いと考えるか，低いと考えるかは担当医の判断によるが，いずれにしても造影剤を使用することで得られるメリットがデメリットを上回ると考えられる場合に使用することが望まれる。

e. 重篤な心障害・肝障害のある患者

重篤な心障害・肝障害のある患者に関しては，前述の c. 同様に対応する。

f. 重篤な腎障害（無尿など）のある患者

重篤な腎障害のある患者に関しては，造影剤を使用することで，腎機能が悪化することがある（造影剤腎症）ため，腎障害患者では原則禁忌といわれる。ただ，腎機能が廃絶して慢性維持透析中の患者においては，それ以上腎機能障害が悪化することがないため造影剤を使用することができる。軽度から中等度の腎機能障害患者において，予防的に透析を施行することは効果がない[11]といわれている。通常，造影剤は腎排泄であるが，腎機能障害のある患者では胆道系排泄の割合が高くなる。したがって，腎機能障害の患者の CT で，数日前にも造影 CT を施行しているようであれば，胆道系や消化管内への造影剤排泄が高吸収に描出される。

⑤ 造影剤の副作用とその対策

造影剤を初回に使用する患者において，アナフィラキシー様反応が生じるか否かは，予測はできない。過去の死亡例の報告では，以前に造影剤を使用し，副作用の既往がない症例で生じている[12]。生じた場合にいかに迅速に的確な対応ができるかが求められる。造影剤によるアナフィラキシー様反応は用量依存的ではなく，発症すれば，処置の遅れが生命の危機となるため，造影剤を使用する場合は常に対応できる準備をしておく必要がある。

a. 心肺機能停止

副作用のなかで最も重篤な症状であり，即座に急変であることを認知して，対応する。**まずは「人をよぶ」ことが重要であり，1人で対応しない**。次いで，心肺機能停止であることを確認したら，**胸骨圧迫を開始する**。この胸骨圧迫を早く始めることができるか，質の高い胸骨圧迫を施行することができるかが重要である。心肺機能停止の原因として心室細動の可能性が否定できないため，速やかに自動体外式除細動器（AED[*16]）を装着する。また，静脈路確保を行い，「**アドレナリンを 1 A（1 mg/1 mL）静注する**」。静脈路確保に関しては，造影剤による副作用が用量依存的ではないため，造影剤を使用していたルートを用いることも方法の 1 つであるが，可能ならば別ルートもしくは途中に残存している造影剤が体内に入らないように配慮する。なお，職種にかかわらず，通常の一次救命処置（BLS[*17]）を修得しておかなければならない。

*16 automated external defibrillator

*17 basic life support

b. 喉頭浮腫

　緊急を要する副作用の１つであり，血管拡張により軟部組織が浮腫を生じる。眼瞼結膜・咽頭・舌・声門・喉頭蓋などが浮腫を生じるため，気道が狭小化し呼吸困難を呈し，最終的に窒息に至る。処置をする際には，急変であることを認知して，やはり「**人をよぶ**」，そして１人で対応しないことである。喉頭浮腫を生じていると声が出せない状態で，苦しさを訴える。拡張した血管を収縮させる必要があり，可及的速やかに「**アドレナリンを 0.3 mg 筋注する**」。ガイドラインでは 0.3〜0.5 mg とあるがシンプルに量を決めておいたほうが，処置がスムーズである。気道確保に関してはこの筋注で改善しなければ，繰り返し使用するか，気管チューブで気道を確保する。

　経口気管挿管に関しては，喉頭鏡の刺激で喉頭蓋や舌の浮腫を増悪させる可能性があるので，注意しなければならない。経口で気管挿管ができなければ，これに固執せずに外科的気道確保に切り替える。輪状甲状靱帯切開となり，これは気管切開とは切開する部位および方法が異なる。緊急避難的に行うものであり，症状改善後に速やかに抜管する。

c. アナフィラキシーショック

　アナフィラキシーとアナフィラキシー様反応は厳密には異なる病態であるが，対応としては同じである。全身の血管拡張に伴い血圧が低下する。したがって，対応としては，急速に細胞外液を点滴する。そして，血管収縮薬を使用する。方法は「**アドレナリンを 0.3 mg 筋注する**」ことであり，前述と同様である。

d. そのほかの症状

　発赤のみ，嘔気のみ，嘔吐のみといった症状に関しては基本的に経過観察のみで十分である。特に嘔気・嘔吐に関しては造影剤注入により，全身もしくは局所で「温かい感じ」がするため，このような症状を訴えることがあり，この症状のみであれば，副作用歴として次回の使用を中止しなければならないということはない。ただし，症状がそこから憎悪する可能性があるため，すぐにアドレナリン0.3 mg を筋注できる用意をしておくとよい。

3.3
CT 検査

> **臨床メモ**
> 　アレルギーに対して「ステロイド！　ステロイド！」と考えられがちである。アナフィラキシーを含み，アレルギーに対して，早急にステロイドを投与する必要はない。ステロイドの効果は，投与後 4〜6 時間にピークがあると言われており，**副作用発症時に**，その症状を即座に改善させるためには，ステロイドではなく，**アドレナリンが重要**である。血管拡張を主体としたアナフィラキシーおよびアナフィラキシー様症状に対しては，アドレナリンを 0.3〜0.5 mg 筋注する。これを第 1 に行わなければならない。心肺機能停止に陥ってしまった場合は，1 mg 静注ということになるが，それ以外では上記量を筋注する。なお，ステロイドは，副作用が二峰性に出現するときに抑える可能性があるため，投与してはいけないわけではない。

> **臨床メモ**
> 　**造影剤による副作用の発現**に関しては，**心因性の要素**もあると考えられている。造影剤使用時に副作用およびその確率や出現時の対応に関して十分な説明を行うことは重要なことであるが，患者が不安な状況が増してしまうと，副作用の発現確率が高くなると言われている。検査を行うときにいかに**安心して検査を施行する環境づくり**をするかということも医療スタッフには求められる。

⑥ 外傷における撮影範囲と造影剤の使用方法

　外傷患者の臓器損傷において CT での情報量は非常に多く，特に鈍的損傷が多い日本では，想定外の部位に損傷が発見されることもある。そのため，ある程度の広い範囲で撮影することは許容されるが，その一方で不要な被ばくの低減にも配慮しなければならない。いずれにしても撮影する以上は，十分な情報量が得られる撮影方法が求められる。造影剤の使用によって，情報量は格段と向上するため，基本的に造影剤を使用した撮影が推奨される。造影剤の使用に関しては，撮影の目的を考え，前述のような特徴を加味して造影剤の有無，注入方法を考えて撮影する。

　頭部・顔面・脊椎の評価だけであれば，単純 CT で十分である。しかし，外傷による臓器損傷および血管外漏出像を検出する目的であるならば，造影剤を用いてダイナミック撮影を行う。動脈優位相と実質相もしくは平衡相の撮影を行うこ

とで，評価が容易となる。撮影時の工夫として，体幹の単純CTを省略する。理由は，時間の浪費と，不要な被ばくを防ぐためである。ただし，何らかの造影剤使用後（他院にて造影CT後の再評価，血管造影後のCTなど）である場合は，単純CTを施行する。

　造影CTの方法としては，被ばく低減を重視した方法と時間短縮を重視した方法がJETEC™で紹介されている[13]。前者は，dose protocolとよばれ，被ばく量を減らすためにスプリットボーラス法[*18]を用いて，1回の撮影を行う。後者は，speed protocolとよばれ，従来からJATEC™で紹介されている方法であり，主に循環状態が不安定な患者を対象として行われる。

＊18 造影剤の半量をまず注入し，時間をおいたのち，残りを急速に投与する方法。この方法を用いて撮影することで，動脈優位相と実質相もしくは平衡相を同時に描出することができる。

● 文献

1) 日本救急医学会 point-of-care 超音波推進委員会. 日本救急医学会救急 point-of-care 超音波診療指針. JJAAM 2022；33：338-383.

2) 急性腹症診療ガイドライン出版委員会・編. 急性腹症とは. 急性腹症診療ガイドライン 2015. 医学書院，2015：16-17.

3) He L, Park E, Vachhani N, et al. Acute abdominal pain in children：usefulness of three-view abdominal radiographs in the emergency department. Emerg Radiol 2016；23：469-475.
　　　　　　　　　　　　　　　　　　　　　　　　　　　　　　　　　　PMID：27435234

4) Fisher ER, Stern EJ, godwin JD 2nd, et al. Acute aortic dissection：typical and atypical imaging features. Radiographics 1994；14：1263-1271.　　　　　　　PMID：7855340

5) 日本泌尿器科学会・日本尿路結石症学会・日本泌尿器内視鏡・ロボティクス学会・編. 第3章尿路結石の診断と保存的治療. 関連事項の解説 2. 画像診断. 尿路結石症診療ガイドライン第3版. 医学図書出版，2023：76-78.
　　＜https://plaza.umin.ac.jp/~jsur/gl/jsur_gl2023.pdf＞Accessed March 28, 2024.

6) 日本医学放射線学会　造影剤安全性委員会. 安全に関する情報　ヨード造影剤ならびにガドリニウム造影剤の急性（即時性）副作用発症の危険性低減を目的としたステロイド前投薬に関する提言（2022年12月改訂第3版）
　　＜https://www.radiology.jp/member_info/safty/20221222_01.html＞Accessed March 28, 2024.

7) ACR Committee on Drugs and Contrast Media：ACR Manual on Contrast Media ver. 2021.

8) 日本アレルギー学会　喘息ガイドライン専門部会・監修. 喘息予防・管理ガイドライン 2018. 協和企画，2018.

9) 厚生労働省. 重篤副作用疾患別対応マニュアル　非ステロイド性抗炎症薬による喘息発作（平成18年11月）.
　　＜http://www.mhlw.go.jp/topics/2006/11/dl/tp1122-1 b05.pdf＞Accessed March 28, 2024.

10) Katayama H, Yamaguchi K, Kozuka T, et al. Adverse reactions to ionic and nonionic contrast media. A report from the Japanese Committee on the Safety of Contrast Media. Radiology 1990；175：621-628.　　　　　　　　　　　　　　　　　PMID：2343107

11) Vogt B, Ferrari P, Schönholzer C, et al. Prophylactic hemodialysis after radiocontrast media in patients with renal insufficiency is potentially harmful. Am J Med 2001；111：692-698.
　　　　　　　　　　　　　　　　　　　　　　　　　　　　　　　　　　PMID：11747848

12) 日本医療安全調査機構. 注射剤によるアナフィラキシーに係る死亡事例の分析. 医療事故の再発防止に向けた提言　第3号（平成30年1月）
　　＜https://www.medsafe.or.jp/uploads/uploads/files/teigen-03.pdf＞Accessed March 28, 2024.

13) 日本外傷学会・監修. 外傷専門診療ガイドライン JETEC 改訂第3版. へるす出版，2023：91-92.

Part II

画像検査の実践

4章　ERでのX線検査のピットフォール

5章　ICUでのX線検査のピットフォール：
　　　チューブ留置後の撮影

6章　造影CT検査のピットフォール

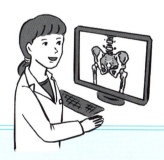

4章 ERでのX線検査のピットフォール

4.1 撮影条件を考える

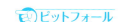

単純X線写真を評価する際には，その撮影条件を考えることが重要である。どのような条件で撮影されたかによって，評価の仕方は異なる。たとえば，**立位なのか臥位なのか，正面なのか斜位なのか，PA像なのかAP像なのか，吸気なのか呼気なのか，これらによって正常範囲という考え方が異なるため，写真を評価する際には必ず撮影された条件を確認する必要がある**。各条件における見え方の特徴に関しては「2章 画像検査に必要な正常像の理解」に記載のとおりである。

したがって，単純X線写真を以前に撮影されたことがあり，これと比較する場合には，どのような条件で撮影されているかを確認して比較する。たとえば，胸部単純X線写真の場合，前回は立位PA像であり，今回は臥位AP像であるならば，今回がまったく臨床的に問題はなくても，前回よりも心陰影や縦隔陰影は拡大しているだろうし，上肺野の肺血管陰影も目立つであろうし，横隔膜も挙上して見えるはずである**(図4-1)**。したがって，**前回の写真と比較する際には，必ず撮影条件を踏まえて解釈する**必要がある。

ERでは，患者の容態により撮影したい姿勢や方向で撮影できるとは限らない。たとえば，本来のWATERS像は腹臥位での撮影を行うが，顔面外傷で単純X線写真を撮影する場合は，腹臥位になることが困難なので，仰臥位でWATERS像のように撮影することになる。そうすると顔面がフィルムから離れるため画像が拡大され，骨折線も不明瞭化しやすくなるため気をつけなければならない。もっとも現在では，CTで評価することが主流になっている。

頸椎の開口位での撮影は，上位頸椎(C1-C2)を評価するために行うが，経口気管挿管されている場合は，開口位で撮影しても口を通して上位頸椎を見ることはほぼ不可能である。そのため，開口位の撮影は行うことができないのでCTでの評価が必要である。もっとも現在では，経口気管挿管をしていてもしていなくてもCTで評価することが一般的である。CTでは単純X線写真以上の情報を得る

Part II 画像検査の実践

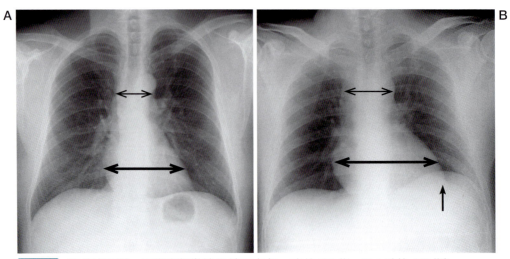

図 4-1 40歳台男性　正常胸部単純X線写真（**A**：立位PA像，**B**：臥位AP像）
臥位像では心陰影（↔）・縦隔陰影（<→）は拡大しており，肺血管陰影は上肺野と下肺野で差がなくなっている。また，横隔膜は挙上している（→）。

ことができる。

4.2 腹腔内遊離ガスを見つける

　腹部単純X線写真を撮影する一番の目的といえる。立位像で横隔膜下に腹腔内遊離ガスを検出する（図4-2）。しかしながら，この感度は50〜70％と報告されている[1〜4]。したがって，**腹腔内遊離ガスがないからといって，消化管穿孔を否定することはできない。腹部所見に応じて，追加検査（CT）を施行して消化管穿孔の有無を調べる必要がある。**消化管壁が潰瘍などによって漿膜面まで欠損しても，後腹膜に接した部分であれば，腹腔内遊離ガスにはならない。また，腸間膜側へ穿孔した場合も腹腔内遊離ガスにはならない。

　また，**少量の腹腔内遊離ガスでは，腹部立位単純X線写真では見えにくいことがある。少量の場合は，横隔膜下に移動するまでに若干の時間を要するので，立位のまま撮影室に移動してそのまま立位像を撮影する。**

　腹痛で立位を保持するのが困難であるならば，左側臥位正面像（デクビタス）での撮影も考慮する。左側臥位正面像では肝臓の表面に腹腔内遊離ガスが移動するため見やすくなるが，逆に**右側臥位では，脾弯曲の大腸ガスや小腸ガスなどと重なって腹腔内遊離ガスが見にくくなるので注意**しなければならない。

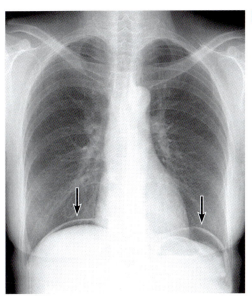

図 4-2 40 歳台女性　胸部単純X線写真（立位像）

両側横隔膜下に腹腔内遊離ガスが認められ（→），消化管穿孔が示唆される。

　その他の工夫として，胸部単純 X 線写真を活用することである。管球からの撮影の角度を考えると胸部単純 X 線写真のほうが横隔膜のラインと平行になりやすく，また画質のよさ（胸部では肺野が見やすいように線量を下げて撮影するため，横隔膜下の空気は見やすいが，腹部では線量を上げるため，肺野の空気は真っ黒になってしまい，わかりにくいことがある）からも，消化管穿孔が疑われる際には胸部も撮影するとよい。欧米では急性腹症の検索の一環として，胸部立位＋腹部立位＋腹部臥位の 3 枚がセットで撮影される[*1]ことが多い。

*1　急性腹症の撮影ルーチンについては 3 章「3.2 X 線検査② 腹部」（p.50）参照。

その後の対応　腹腔内遊離ガスを見つけたら？

- 救急領域では，基本的に悪い病態を考えてそれを除外することを考えるべき。
- 腹腔内遊離ガスでは消化管穿孔を考える。上部消化管穿孔に比して下部消化管穿孔のほうが予後は不良
- 病歴からの確定が困難であれば，早期に腹部造影 CT を施行，穿孔部位を特定し，治療に進む。

4.3　後腹膜の異常を見つける

　前述のごとく，後腹膜として腎臓や腸腰筋の陰影を確認する必要がある。超音

波検査はベッドサイドで施行でき、便利な検査ではあるが、後腹膜は苦手な領域の1つである。単純X線写真では、X線の透過性の大きく異なるものが接していると、その境界線が明瞭に描出される。腎臓の周囲にはGerota筋膜（脂肪）が存在しているため輪郭が明瞭に描出され、腸腰筋周囲には後腹膜脂肪組織が存在しているため、腸腰筋の境界が明瞭に描出される。もっとも、**腸管ガスなどによって、必ずしも腸腰筋陰影が描出されるわけではないため、「見えない」＝「異常」ではないことに気をつけなければならない。**

ピットフォール

腸腰筋陰影が不明瞭な場合に考えなければならないのは、腸腰筋に接して、腸腰筋とX線透過性が近いものが接しているということである。緊急性を要する疾患としては、血腫であり、内因性疾患であれば腹部大動脈瘤破裂(図4-3)があり[5]、腸腰筋血腫も鑑別にあげられる。外傷では腰動脈損傷などによる後腹膜血腫である(図4-4)。また、腸腰筋に接している腸骨筋の血腫によって腸腰筋陰影が不明瞭化することがある(図4-5)。血腫以外には炎症の存在に気をつける。腸腰筋の炎症としては腸腰筋膿瘍(図4-6)や腎盂腎炎などの後腹膜への炎症の波及

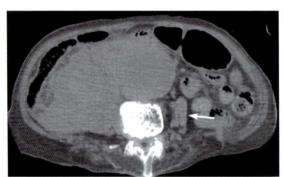

図4-3 80歳台男性　単純CT

腹部大動脈瘤がみられ、これの破裂のため後腹膜腔に大量出血がみられる。左の腸腰筋は確認できる(→)が、右腸腰筋は血腫の影響で不明瞭になっている。

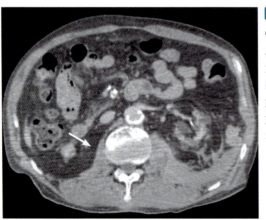

図4-4 80歳台女性　単純CT

慢性腎不全で血液透析中。転倒により受傷。左腸腰筋に沿って血腫が存在しており、腸腰筋との境界は不明瞭化しているが、右は腸腰筋が脂肪に接しているため、腸腰筋の境界は明瞭に描出されると思われる(→)。

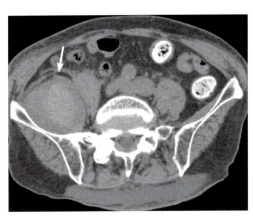

図4-5 70歳台男性 ワルファリン内服中 単純CT

右腸骨筋の血腫(→)のため，腸腰筋は圧排されている．腸腰筋が脂肪組織に接しなくなるため，腸腰筋陰影は不明瞭になる．理論上，左腸腰筋陰影は明瞭に描出される．

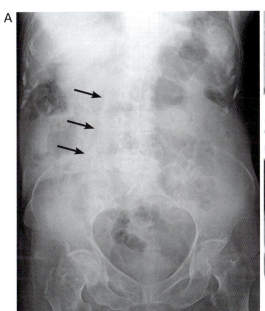
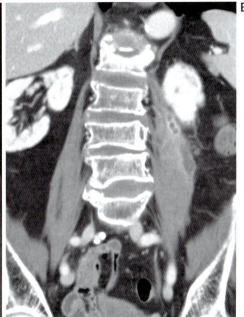

図4-6 80歳台女性

A：腹部単純X線写真(臥位像)，B：腹部造影CT冠状断像　腰痛を主訴に来院．腹部単純X線写真(A)では右の腸腰筋陰影は描出されている(→)ものの，左腸腰筋陰影は消失している．腹部造影CT(B)では左腸腰筋に膿瘍形成がみられ，周囲脂肪組織濃度が上昇しており，この影響で，単純X線写真での腸腰筋の描出がなされなかったものと思われる．

が考えられる．したがって，腰痛患者では特に腸腰筋の陰影に注意する必要がある．

Part II 画像検査の実践

> **その後の対応** 腸腰筋陰影の不明瞭化を認めたら？
>
> - 腸腰筋陰影は，正常でもわかりにくい．不明瞭化があるからといって，即座に異常と判断せず，病歴や身体所見を確認
> - バイタルサインの確認，腰痛の有無やpsoas sign（腰筋徴候）を含めた股関節の動きによる疼痛を確認
> - 突然の腰痛や循環状態の不良があれば腹部大動脈瘤破裂を，炎症所見があれば腸腰筋膿瘍を考え，造影CTを施行

4.4 骨皮質の連続性を確認する

ピットフォール

骨皮質の連続性を見ることで，骨折の有無を評価するが，**骨折線がわかりにくい場合がある．その場合の工夫としては，「関節内の血腫を確認する」，「斜位での撮影を追加する」ことである．関節内の血腫は必ずしも骨折を意味しているわけではないが，骨折の可能性をまず考える．**たとえば，膝関節の外傷で疼痛・腫脹

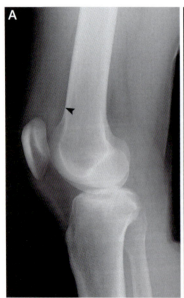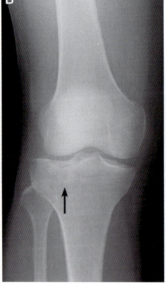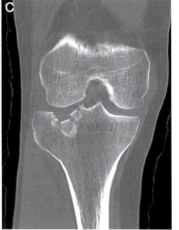

図 4-7 30歳台男性　膝関節単純X線写真2方向（A：側面像，B：正面像）とCT冠状断像（C）
膝関節の正面像（B）で脛骨高原骨折（→）の診断は可能であるが，慣れていないと見逃すことがある．側面像（A）で関節内の血腫が軟部陰影として認められる（▶）ので，関節内血腫がある場合には，骨折がないか詳細に確認する．CT（C）では，脛骨高原骨折が明瞭である．

4.4 骨皮質の連続性を確認する

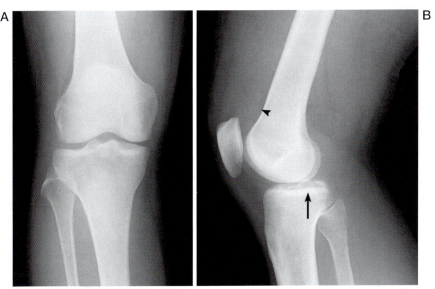

図4-8 40歳台男性　膝関節単純X線写真2方向（**A**：正面像，**B**：側面像）

膝関節の正面像（**A**）で骨折線は不明瞭である。側面像（**B**）で関節内の血腫が軟部陰影として認められる（▶）ので，関節に面した部分の骨傷を詳細に確認する。本症例では顆間隆起骨折が認められる（→）。

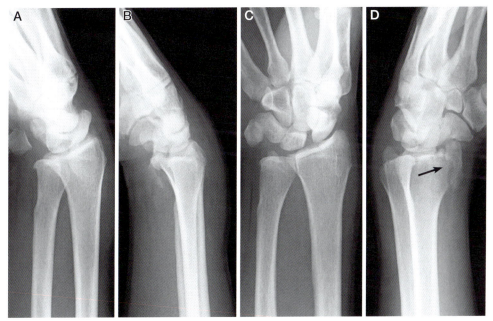

図4-9 50歳台女性　手関節単純X線写真4方向

通常は正面像（**C**）と側面像（**B**）を撮影することが多いが，骨折を疑っている場合に，多少角度を変えると骨折線が明瞭化することがある。回外斜位像（**A**）では骨折線は不明瞭であるが，回内斜位像（**D**）では橈骨の骨折線が明瞭化している（→）。

Part II 画像検査の実践

を伴っている場合，膝関節単純X線写真の2方向（正面像と側面像）を撮影する。その際に，関節内血腫が存在していると，脛骨高原骨折（図4-7）や顆間隆起骨折（図4-8）など骨折の可能性を考える。通常，靱帯（前十字靱帯，後十字靱帯，外側側副靱帯，内側側副靱帯）損傷であっても関節内血腫は存在するが，単純X線写真では靱帯損傷までを診断するのは不可能である。

ピットフォール 🖐

斜位での撮影追加が有効なのは，手関節や足関節などの関節に近い部位を評価する場合である。通常は，正面像および側面像で判定するが，骨が重なって判断困難なことがある。斜位像を追加することによって，わかりにくい骨折線が明瞭になる可能性がある（図4-9）。したがって，臨床所見から骨折を疑っている場合は，あらかじめ4方向（正面像・側面像・両斜位像）をオーダーしておくとよい。

その後の対応 骨皮質の連続性の途絶を疑ったら？

・骨皮質の連続性の途絶を疑ったら，まずその部位の臨床所見を確認
・圧痛や腫脹がみられれば，骨折線の可能性を考える。
・関節に近ければ，関節内血腫を単純X線写真で確認し，不明瞭であればCTを考慮
・関節に近ければ，靱帯損傷合併の可能性を考え，MRIを考慮（緊急性はない）

● 文献

1) Maniatis V, Chryssicopoulos H, Roussakis A, et al. Perforation of the alimentary tract：evaluation with computed tomography. Abdom Imaging 2000；25：373-379. PMID：10926189
2) Cho KC, Baker SR. Extraluminal air. Diagnosis and significance. Radiol Clin North Am 1994；32：829-844. PMID：8084998
3) Rice RP, Thompson WM, Gedgaudas RK. The diagnosis and significance of extraluminal gas in the abdomen. Radiol Clin North Am 1982；20：819-837. PMID：6758034
4) Ghahremani GG. Radiologic evaluation of suspected gastrointestinal perforations. Radiol Clin North Am 1993；31：1219-1234. PMID：8210347
5) Loughran CF. A review of the plain abdominal radiograph in acute rupture of abdominal aortic aneurysms. Clin Radiol 1986；37：383-387. PMID：3731704

📎 **コラム** 多職種でつくる救急医療チーム（タスク・シフト/シェアに向けて①）

医師の働き方改革が始まり，仕事の内容を他職種にシフトしたりシェアしたり，という動きが進んでいる。特に外傷診療では多くのスタッフが必要であり，医師の数がその場に足りないこともある。医療行為に関しては，例えば，動脈圧ラインを含めた動脈穿刺，血管造影を行う際の助手，全身麻酔の補助などをシフトし，画像読影などをシェアできれば，診療がスムーズに流れる。人手が少なく，時間が足りない，という状況で各職種ができることをシフトすることで，医師が少なくてもチームとしてよいパフォーマンスができる。

5章 ICUでのX線検査のピットフォール：チューブ留置後の撮影

5.1 挿管チューブの位置

　気管挿管後にチューブの位置確認のために胸部単純X線写真を撮影することが多い。この撮影は，チューブが気管挿管なのか食道挿管なのかを確認しているわけではない。**チューブの深さを客観的に評価するために撮影している**。

　気管挿管できているかどうかは，臨床的に判断する[*1]べきである。そのほか，CO_2モニターや挿管時に超音波を用いて，気管を通過したことを確認する。

　聴診上，左右差なく呼吸音が聴取できても，挿管チューブの位置が深いことがある。挿管チューブの先端が片側の気管支（主に右）に入り，側孔から対側（おも

[*1] 挿管チューブが気管内にあることの確認方法：① 目視でチューブが声門を通過していること，② 胃泡音が聴取できないこと，③ 両側肺野で呼吸音が左右差なく聴取できること。

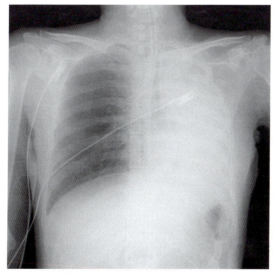

図5-1 30歳台女性　意識障害，無気肺
単純X線写真（臥位）　急性薬物中毒で搬送され，舌根の沈下を認めるため，気管挿管施行。気管挿管後の単純X線写真。挿管チューブは右主気管支に入り込んでおり，左肺は無気肺になっている。

Part II 画像検査の実践

に左)肺への換気ができている場合である。さらに，挿管チューブの側孔を含めて一方の主気管支まで入り込んでいると対側肺野は無気肺になってしまう(図5-1)。

ピットフォール

挿管チューブの先端だけが片側の主気管支に入っている場合は，聴診上は左右差なく聴取できることがある。しかし頸部の屈曲などの動きによって，チューブの先端が動いて前述のように片側無気肺を招く可能性があるため，胸部単純X線写真で確認する。気管挿入の際には，頸部・下顎の動きによってチューブが多少動いても気管内に留置されるように注意する。

*2　気管挿管後の陽圧換気によって生じることが多く，用手的もしくは人工呼吸器で送気する際の圧が高いことによる気道系および肺の損傷。緊張性気胸を発症し死に至ることもある。

その後の対応 気管挿管後，酸素飽和度が低下したら？

・視診で胸郭が左右差なく挙上しているか確認(片肺挿管で片側の胸郭が挙上しない，圧外傷*2で片側に気胸が発生しているなど)
・触診で皮下気腫が生じていないか確認(圧外傷で縦隔気腫や皮下気腫が生じることがある)
・聴診で左右差なく呼吸音を聴取できるか確認(片肺挿管で片側肺の呼吸音が減弱，圧外傷で片側に気胸が発生し呼吸音が減弱など)
・挿管チューブの深さを確認(挿管直後の固定した深さよりも深くなっていないことを確認)
・胸部単純X線写真でチューブの位置，無気肺の発生，気胸・縦隔気腫の出現を確認

その後の対応 挿管チューブが深すぎたら？

・胸部単純X線写真から，チューブの深さを何センチ浅くするべきか確認
・チューブを固定していたテープを緩める(チューブの深さが動かないように注意)。
・カフ内の空気をいったん抜いて，必要な長さ分だけ挿管チューブを引き抜く。
・カフ内に空気を注入し，送気が漏れないようにする。
・視診聴診で左右差がないことを確認
・チューブをテープなどで固定(固定が終わるまではチューブの位置がずれないように注意)

> **その後の対応** 食道挿管だったら？
>
> - 胸部単純X線では，気管と食道が重なり発見が遅れることがあり注意
> - カフ内の空気を抜き，挿管チューブを抜去
> - 酸素マスクおよび経鼻カヌラ，もしくはバッグバルブマスクによる用手換気で酸素化を試みる。
> - 新しい挿管チューブで再挿管（そのまま用いると誤嚥性肺炎と同じ状況を作る。少なくとも流水できれいにする）

5.2　CVカテーテル，PICCの位置

　CVカテーテル[*3]やPICC[*4]留置後に単純X線写真を撮影する。カテーテルの先端の位置が本来あるべき位置に存在しているかを観察する。生じやすい迷入としては，右内頸静脈からの挿入で右鎖骨下静脈(図 5-2)，逆に右鎖骨下静脈からの挿入で右内頸静脈が多い。大腿静脈から留置することは少ないが，上行腰静脈や下腹壁静脈(図 5-3)に迷入することがある。

　また，左大腿静脈から留置した場合，重複下大静脈(double IVC[*5])(図 5-4)や左側下大静脈(left sided IVC)では，左側にカテーテル先端がみられるので前述のように上行腰静脈に迷入しているようにみえる。なお，頻度は少ないものの，右内頸静脈から奇静脈弓に先端が入り込むことがある。

　CVカテーテルもしくはPICC留置後の単純X線撮影の目的は，カテーテル先端の位置確認だけでなく，それに伴う合併症の検出のためでもある。具体的には血気胸の有無を確認するが，遅発性に顕在化することがあるため注意しなければならない。

　気胸が時間の経過とともに増悪して緊張性気胸になったり(図 5-5)，血胸が時間の経過とともに増悪して出血性ショックになったりすることがある(図 5-6)。少量の気胸の場合，臥位での単純X線写真では肺尖部よりも横隔膜レベルを観察すると，deep sulcus sign として描出される(図 5-7)。

[*3] central venous catheter

[*4] peripherally inserted central catheter
読み方：ぴっく

[*5] inferior vena cava

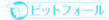

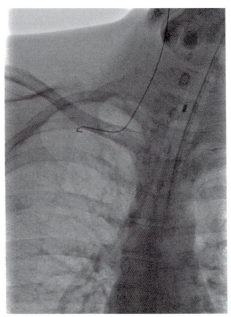

図 5-2 20歳台男性　CV カテーテルの右鎖骨下静脈への迷入

透視画像　交通外傷で搬送。重症肝損傷で中心静脈確保の際の透視画像。ガイドワイヤーが右内頸静脈から右鎖骨下静脈へ挿入されている。透視で上大静脈へ誘導し，CV カテーテルを留置した。透視下でなければ，そのまま右鎖骨下静脈に CV カテーテルを留置していた可能性がある。

その後の対応　CV カテーテル留置後に気胸を見つけたら？

・バイタルサインを確認：意識・呼吸(酸素飽和度を含む)・循環(脈拍・血圧)
・気胸が小さく，バイタルサインに異常がなければ，経過観察
・気胸が大きく，バイタルサインに少しでも異常があれば，胸腔ドレーンを留置
・血胸も同様にわかりにくいことがあるので，超音波で確認
・少なくとも数時間は増悪がないことを確認

5.2 CVカテーテル，PICCの位置

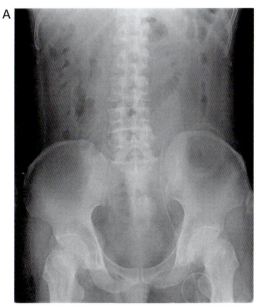

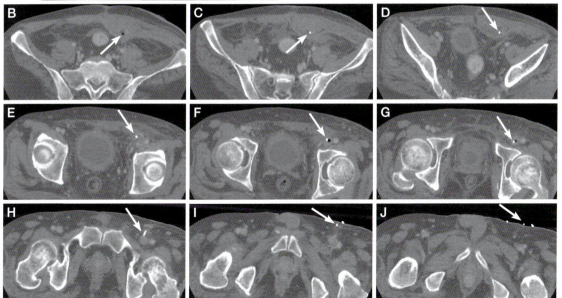

図5-3 30歳台男性　CVカテーテルの下腹壁静脈への迷入

A：単純X線写真(臥位)．B～J：単純CT(B～Jへ尾側レベル)　他院からの転院症例．左大腿静脈からCVカテーテルが挿入されてきた．カテーテルの先端が腰椎の左側に存在しており，重複下大静脈や左側下大静脈であれば問題ないが，通常の解剖であればCVカテーテルが迷入している可能性があるため，CTで評価を行った．CT(B～J)では，左大腿静脈から挿入されたCVカテーテルが，下腹壁静脈へと迷入(→)しており，腹直筋が腫大している．血腫の影響か負荷した点滴の影響かは不明．

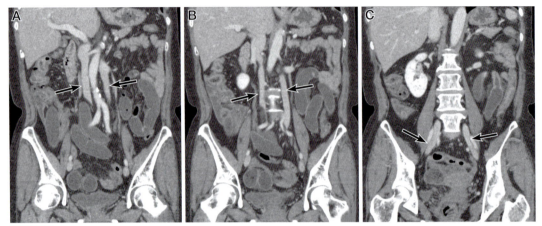

図5-4 40歳台女性　重複下大静脈

造影CT冠状断像（A〜Cへ背側レベル）　静脈系のバリエーションとして，本来なら腹部大動脈の右側に走行するべき下大静脈が，両側に存在している（→）。左の外内腸骨静脈は合流せずに左側の下大静脈を走行し，右の外内腸骨静脈は本来の下大静脈へと合流している。左側下大静脈は左腎静脈に合流し，そこから1本の下大静脈となる。

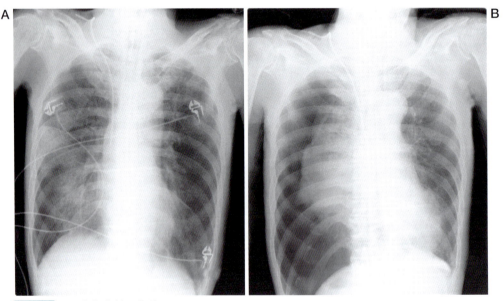

図5-5 70歳台女性　気胸

単純X線写真（臥位）　右内頸静脈からCVカテーテルを留置した直後の胸部単純X線写真（**A**）では，気胸はわかりにくい。カテーテルの先端位置は問題ない。酸素飽和度の低下と呼吸困難症状があり，4時間後の胸部単純X線写真（**B**）では，右気胸が明らかであり，肺が完全に虚脱している。縦隔は若干左側に偏位あり。循環動態が不安定化していなかったので，臨床的には緊張性気胸とまではいわないが，直後の胸部単純X線写真ではわかりにくく，時間の経過とともに顕在化してきた。

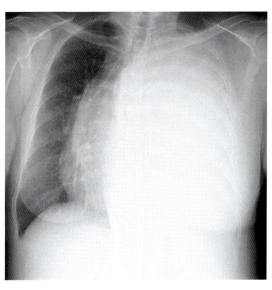

図 5-6 60 歳台女性　大量血胸

単純 X 線写真（臥位）　交通外傷で搬送。胸部打撲がみられたが，循環動態は安定しており，明らかな肋骨骨折もみられなかった。ICU 入室後に血圧低下と呼吸困難を認め，胸部単純 X 線写真を再度撮影したところ，左に大量の血胸がみられ，縦隔は偏位していた。大量血胸に伴う出血性ショックと緊張性血胸に伴う循環不全が合併していると考えられる。

> **その後の対応**　**CV カテーテルが目的外血管に入っていたら？**
>
> ・清潔野のままであれば，ガイドワイヤーを用いて，本来の血管に誘導
> ・動脈に留置された場合は，上級医に連絡して抜去後の出血に対応できる体制を整えてから抜去
> ・先端が末梢血管に入っていれば，使用したい点滴内容によっては抜去

5.3　胸腔ドレーンの位置

　一般的に胸腔ドレーンを留置後に，ドレーンの位置確認として胸部単純 X 線写真を撮影する。チューブの先端が，十分に胸腔内に入っていること，先端が縦隔や心臓に当たっていないことが重要である。チューブが葉間に入ってしまうと単純 X 線写真上は肺門部に向かって直線状に描出される(図 5-8)。

　胸腔内で背側にドレーンが位置している場合は，胸腔内に入る部分で滑らかなカーブがみられる(図 5-9)。したがって，**肺門部に向かって直線状にドレーンが留置されている場合は，チューブが葉間に迷入し，目的とするドレナージができていない可能性を考えなければならない。**

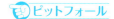
ピットフォール

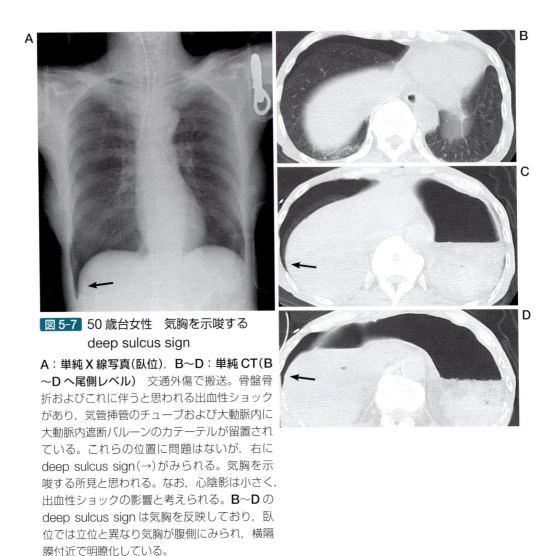

図5-7 50歳台女性　気胸を示唆するdeep sulcus sign

A：単純X線写真（臥位），B〜D：単純CT（B〜Dへ尾側レベル）　交通外傷で搬送。骨盤骨折およびこれに伴うと思われる出血性ショックがあり，気管挿管のチューブおよび大動脈内に大動脈内遮断バルーンのカテーテルが留置されている。これらの位置に問題はないが，右にdeep sulcus sign（→）がみられる。気胸を示唆する所見と思われる。なお，心陰影は小さく，出血性ショックの影響と考えられる。B〜Dのdeep sulcus signは気胸を反映しており，臥位では立位と異なり気胸が腹側にみられ，横隔膜付近で明瞭化している。

　　また，胸腔ドレーンを留置する場合は，先端が鋭利になっているスタイレット（内筒）を抜去して，ペアンで先端を把持して挿入するように指導されているが，スタイレット（内筒）を用いたまま挿入すると肺損傷を招くことがある。また，胸膜に癒着があると容易に肺損傷を招く可能性があるので，鈍的に胸腔内に達し，指で胸膜の癒着がないことを確認して，ドレナージチューブを留置すべきである。

5.3 胸腔ドレーンの位置

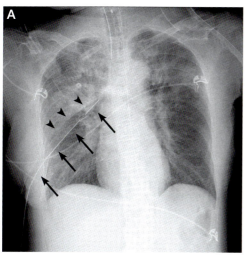

図5-8 60歳台女性　葉間に挿入された胸腔ドレーン

A：単純X線写真（臥位），B～G：単純CT（B～Gへ尾側レベル）　血胸に対して，胸腔ドレーンが留置されている。ドレーンは皮膚から直線状に認められ（→），葉間に挿入されている可能性がある。特に本症例では葉間胸膜が明瞭に描出されており（▶），その走行に平行に近く，葉間に入り込んでいることが，容易に想起できる。B～Gの胸部CTでは，ドレーン（→）が葉間に入っていることが明瞭化する。血胸はごくわずかである。葉間胸膜（▶）。

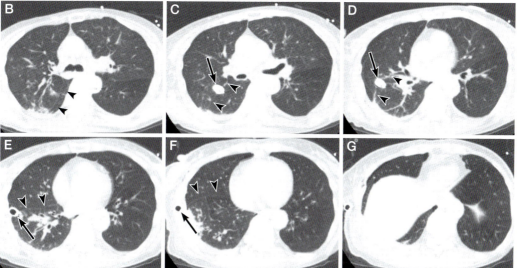

その後の対応　胸腔ドレーンが葉間に入っていたら？

- 目的のドレナージ（気胸・血胸）ができていれば，そのまま経過観察
- 目的のドレナージができていない場合は，追加のドレーンを挿入
- 葉間に挿入されたドレーンは後日抜去（すぐに抜く必要はないが，長期留置は感染源になる）

Part II 画像検査の実践

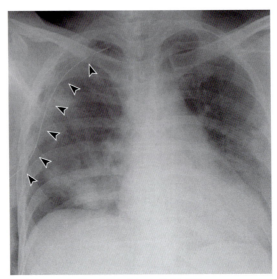

図5-9 50歳台男性 肺尖部に挿入された胸腔ドレーン

単純X線写真(立位) 肺挫傷，血胸に対して，胸腔ドレーンが留置されている。ドレーンは胸壁に沿って滑らかな曲線を描き，肺尖部へと挿入されている(→)。葉間に入り込んでいる可能性は低いと考えられる。

その後の対応 胸腔ドレーンが肺実質に入っていたら？

- 目的のドレナージ(気胸・血胸)ができないので，追加のドレーンを挿入
- 肺内のドレーンから出血が持続するなら，呼吸器外科に連絡して緊急手術の準備(手術室で開胸して抜去)
- 肺内のドレーンから気漏の場合は，注意深く経過観察。抜去時に気胸の発生に注意
- 肺内のドレーンから出血がなければ，後日抜去

その後の対応 胸腔ドレーンが皮下に入っていたら？

- 正面像での胸部単純X線写真ではわかりにくいことがある(呼吸性変動の有無，斜位像での胸部単純X線写真やCTで評価)。
- 新たに胸腔内にドレーンを挿入
- 皮下のドレーンは早めに抜去(早期に抜去しても問題ないので，感染源になる異物と考えて早めに抜去)

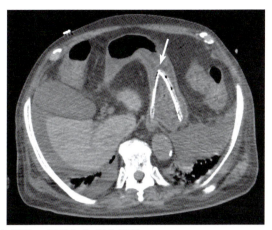

図 5-10 70歳台男性　屈曲した経鼻胃管
単純CT　食欲不振，腹水貯留で精査中。経鼻胃管が挿入されているが，胃内で屈曲している。側孔もみえているが，これより近位で屈曲(→)しているためドレナージは不良である。

> **その後の対応**　胸腔ドレーンが適切な位置に入っているのに気胸が改善しなかったら？

- ドレーン内の呼吸性変動を確認(なければ，途中で閉塞しているか，先端が胸膜などにあたっているかを考える)
- 追加のドレーンを挿入(1本では不十分なことがある)

5.4　経鼻胃管の位置

　経鼻胃管に関しては胃泡音を聴取することができれば，チューブは胃内に存在していることが示唆されるものの，横隔膜を介して胃泡音に似た音が聴取されることがある。チューブが胃内に存在していることを確認するには，経鼻胃管からの胃内容物のpHを確認する方法のほうが確実である[*6]。また，横隔膜を越えてチューブの先端が位置していることを確認するのも重要である(図 5-10)。

*6　正確なpH値の測定には，リトマス試験紙ではなく，pH試験紙で確認すべき。

> **その後の対応** 経鼻胃管が気管支内に留置されていたら？

- 早急に主治医に連絡(経鼻胃管から栄養などが投与されることがある。誤投与による肺炎，敗血症は，死亡事故につながりうる)
- 経鼻胃管の抜去
- 全身管理(誤嚥性肺炎を想定した抗菌薬投与，敗血症を想定した呼吸循環管理)

5.5 IABO/REBOA カテーテルの位置

*7 intraaortic balloon occlusion/resuscitative endovascular balloon occlusion of the aorta

外傷を主として，大動脈遮断目的でIABO/REBOA*7カテーテルを行うことがある。これは，あくまでも一時的な処置で，止血が完了するまで頭部への血流を少しでも維持しようとするものである。以前は左開胸で胸部下行大動脈をクランプすることを行っていたが，侵襲性やその後の管理を考えるとIABO/REBOAは有用な代替手段である。

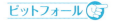

あくまでも止血までの時間稼ぎであるため，ICUまでバルーンをインフレーションしていることはないが，**病棟で，突然の再出血の際に，IABO/REBOAのバルーンを再インフレーションする場合がある。その際，血流に押されて，バルーンの位置が目標位置から下垂してしまっている可能性がある。そのため，単純X線写真でバルーンの位置を確認する必要があり，バルーンの固定位置や，当初の留置位置などを工夫する。**

> **その後の対応** IABO/REBOAカテールが胸部下行大動脈に見えなかったら？

- zone1(腹腔動脈起始部よりも上流)で遮断するなら，インフレーションしてもバルーンの下端は第12胸椎よりも上位に位置しているはず。
- zone1のインフレーション前ならば，バルーン下端は第10胸椎前後のはず(インフレーションすると血流に押されて，バルーンが下がるため)
- 上記を満たしていないならば，バルーンをデフレーションして，透視下で位置を調整。その際にスタイレットのまま無理に押し入れると大動脈内膜損傷をきたす可能性があり，ガイドワイヤーを用いて深くする。そのまま深くするとカテーテルは不潔であり，これが体内に入らないように，清潔なカテーテルと交換する。

5.6 ECMO の脱血送血カテーテルの位置

重症呼吸循環不全の治療として ECMO[*8] を行う場合がある。端的に言えば，呼吸不全に対しては，静脈から脱血して，酸素化して静脈に送血する V–V ECMO[*9]，呼吸循環不全に対しては，静脈から脱血して，酸素化して動脈に送血する V–A ECMO[*10] を確立する。

どこから脱血して，どこへ送血するかによってカテーテル（カニューレ）の位置は異なる。V–V ECMO の場合，ある程度再灌流[*11] することは避けられないが，十分量脱血できて，十分量送血できる位置にカニューレ先端が位置していることが必要である。

[*8] extracorporeal membrane oxygenation

[*9] veno-venous ECMO 呼吸機能の補助に使用。

[*10] veno-arterial ECMO 呼吸・循環機能の補助に使用。

[*11] 送血した血液を再び脱血すること

その後の対応 ECMO の脱血送血カテーテルの位置異常がみられたら？

・ECMO の脱血用・送血用のカテーテルを挿入するときには基本的に X 線透視を用いて挿入するため，皮膚への固定がきちんとなされていれば位置異常が発見されることはほぼない。

・ECMO 作動中の患者で脱血圧や送血圧などに異常がみられた場合は，単純 X 線写真でカテーテル先端位置が前回から変化していないか確認する。

・先端位置の変化がみられたら，血管造影室に移動し，カテーテル先端を最適な位置に X 線透視下で変更する。

📎コラム 他診療科の人材をシェアする（タスク・シフト/シェアに向けて②）

必ずしも他職種とのシェアとは限らない。特に，外傷診療は多診療科が同じ方向を向いて診断・治療に進まなければ救命することはできない。なんでも治療手技ができる一人よりも，1 つの治療方法をできる人が多数いるほうが外傷診療には適している。骨盤創外固定ができる人，頭部の穿頭手術ができる人，開胸ができる人など，チームとして，それを担える人を備えることができれば十分である。

もちろん救急科のなかだけでカバーする必要はなく，施設（病院）として，その場に必要な人を集めることができればよい。さらに，その手術・手技の助手ができる人をシェアしてもよい。すべてをそれぞれの診療科でカバーしようとすると，集めるチームメンバーの数は際限がなくなる。足りない人材はシェアしつつ，診断・治療ができるようになればよい。

Part II　画像検査の実践

6章

造影CT検査の
ピットフォール

6.1　消化管出血

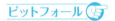

造影CTしか施行していない場合，消化管内容物が高吸収であると，この高吸収が造影剤によるものか，造影剤投与前から高吸収を呈する消化管内容物が存在しているのか，判別が困難な場合がある。

上部消化管では，胃内容物などが高吸収を呈すること(図6-1)は少ないので，このような事象は生じにくいが，下部消化管では大腸内の便塊が高吸収に描出されることがある。特に消化管内の停滞時間が長い場合(図6-2)や，維持血液透析中の患者でリン吸着薬を内服している場合(図6-3)は，高吸収になりやすい。リン吸着薬はカルシウムと結合するため高吸収になる(3章, p.60参照)。

消化管出血で出血源を検索する場合，ヨード造影剤を勢いよく注入し，血管外漏出像を検出することで出血部位や原因を検索する。そのときに前述のように高

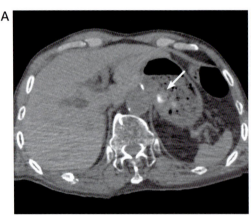
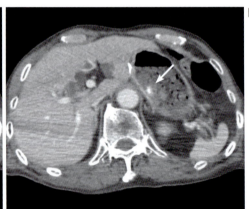

図6-1　50歳台女性　不明熱での精査のために行ったCT
A：単純CT，B：造影CT　造影CT（B）では胃内に高吸収が認められ（→），血管外漏出像も鑑別にあがるが，単純CT（A）でも高吸収となっているため，血管外漏出像は否定される。

96

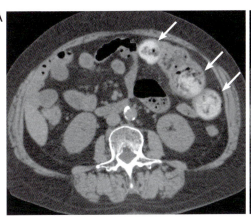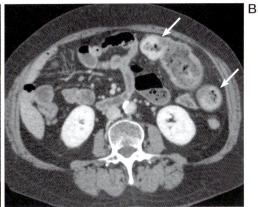

図6-2 70歳台男性　大腸内の便塊

A：単純CT，B：造影CT　血便で搬送。造影CT(**B**)では大腸内に高吸収がみられ(→)，血管外漏出も鑑別にあげられるが，単純CT(**A**)でも高吸収を呈しており，便塊であることがわかる。大腸停滞時間が長いと便は高吸収を呈する。

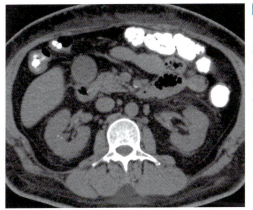

図6-3 40歳台女性　リン吸着薬を内服している維持血液透析中の患者

単純CT　維持血液透析中の患者。大腸内に高吸収が認められる。内服薬にリン吸着薬などを含んでいると，カルシウムと結合することで消化管内容物が高吸収に描出される。本症例では腎臓の萎縮はあまりみられない。

吸収な物質が存在していると判断が困難になる。特に造影CTでの撮像のタイミングによって血管外漏出像がわかりにくくなる。撮像は動脈優位相と実質相の2相を撮像し，これらを比較することで出血部位が同定しやすくなる〔6章「6.3 血管外漏出像(p.101)」参照〕。

> **その後の対応** 消化管出血を見つけたら？
>
> ・責任血管の同定，大腿動脈から責任血管までの解剖の確認（狭窄や閉塞，解剖学的変異）
> ・主治医（上級医）への報告
> ・呼吸・循環状態を確認（状態によって輸血を考慮）
> ・止血方法（内視鏡・血管造影・手術）を考え，その治療室を準備

6.2 結石

体幹部に存在している結石として代表的なのは，肝胆道系および腎尿路系の結石である。腎尿路系の結石に関しては，基本的にカルシウムと結合しているため，高吸収に描出される。単純CTで高吸収に描出されるため単純CTだけで特定可能である（図6-4）。造影CTであってもウィンドウ幅やウィンドウレベルを変えることで，通常は判別可能である（図6-5）。また，結石による尿管通過障害で，結石の上流側の尿管拡張や腎臓の造強効果の遅延および腎周囲腔の脂肪組織濃度の上昇がみられる（図6-6）。

ピットフォール しかし，**胆道系の結石に関しては，多くは高吸収に描出される**（図6-7）**が，カルシウム含有率が低い場合があり，単純CTでさえも高吸収がわかりにくいことがある。したがって，総胆管結石では，単純CTを施行せずに造影CTだけを施行すると，結石を見逃す可能性が高くなる**（図6-8）〔3章「3.3 ① 単純CTが必要な状況（p.58）」参照〕。

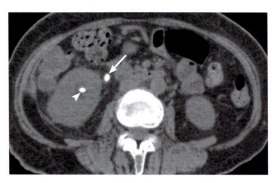

図6-4 60歳台女性　結石による尿管通過障害

単純CT　右腰背部痛を主訴に来院。右腎盂尿管移行部に結石がみられる（→）。右腎下腎杯にも結石が認められる（▶）。腎周囲脂肪組織濃度は若干上昇しており，通過障害の影響が考えられる。

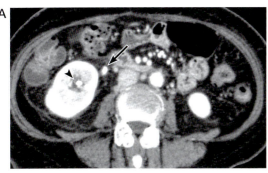
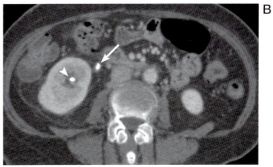

図 6-5 60 歳台女性　結石による尿管通過障害（図 6-4 と同一症例）

A, B：**造影 CT**　造影 CT では造影剤による高吸収と結石による高吸収との区別が困難である（**A**）。ウィンドウ幅を広げることで（**B**），結石と造影剤を区別することが可能となる。

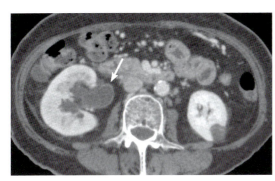

図 6-6 60 歳台女性　結石による尿管通過障害（図 6-4 と同一症例）

造影 CT　造影 CT では腎盂腎杯の拡張がみられ（→），腎臓の増強効果も左に比して右で遷延している。腎周囲腔の脂肪組織濃度の上昇はごく軽度である。

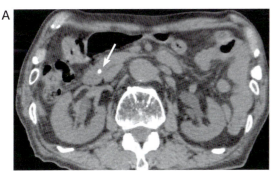
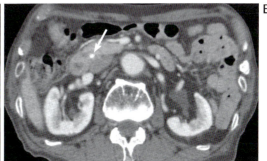

図 6-7 70 歳台男性　総胆管結石による胆管炎

A：**単純 CT**，B：**造影 CT**　総胆管下端に単純 CT（**A**）でも造影 CT（**B**）でも明瞭な高吸収が認められる（→）。

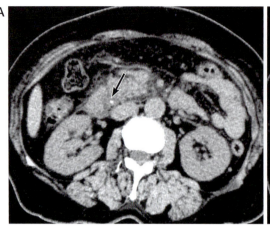 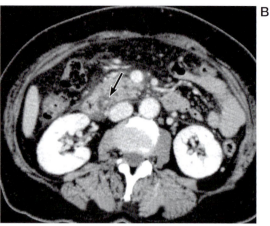

図6-8 60歳台女性　総胆管結石による胆石性膵炎

A：単純CT，B：造影CT　上腹部痛で搬送。膵臓周囲に脂肪組織濃度の上昇がみられ，急性膵炎の診断である。膵臓の増強効果の程度は重症度判定に必要であるため造影CT（**B**）が欠かせないが，造影CTだけの場合，総胆管結石がわかりにくいことがある（→）。総胆管結石による胆石性膵炎では可及的速やかに対応しなければならない。

その後の対応　総胆管結石を見つけたら？

- 上流の総胆管や主膵管の拡張の有無・範囲を確認
- 総胆管結石による胆道通過障害・膵管通過障害がある場合は，緊急治療が必要
- 主治医（上級医）への報告
- 呼吸・循環状態を確認
- 結石除去もしくは通過障害を解除するためのドレナージ術を考え，その治療室の準備

その後の対応　尿管結石を見つけたら？

- 尿管周囲（特に腎盂）における尿の溢流になっていないか確認
- 尿管結石による尿管通過障害で，緊急治療が必要になることは少ない。
- 主治医（上級医）への報告
- 呼吸・循環状態を確認

6.3 血管外漏出像

造影CTで撮像する際にタイミングにより血管外漏出像を検出することができる。**造影での撮像を1相(1回)しか行わない場合，仮性動脈瘤であるのか血管外漏出像であるのかわかりにくい場合がある。血管外漏出にみえているのが，大きな仮性動脈瘤の一部をみているだけかもしれない。したがって，仮性動脈瘤や血管外漏出を疑っているような症例では，2相(2回)撮像することで，これを見落とさないようにする。**

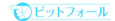

1相目は**動脈優位相**とよばれるタイミングで撮像する。造影剤を末梢静脈から勢いよく注入すると，右房→右室→肺動脈→肺→肺静脈→左房→左室→大動脈→末梢の動脈へと流れてくるため，このタイミングで撮像するのが動脈優位相である。循環状態により多少の前後があるために注意しなければならないが，おおよそ造影剤注入開始から30秒程度である。

2相目は，造影剤が全身に行きわたったタイミング(**実質相**)で撮像する。全身から戻ってくるタイミングであれば，造影剤注入開始から2～3分が必要であるが，通常は100～120秒程度で撮像を行っている。血管外に漏れ出たようにみえた高吸収が，1相目と変化がなければ仮性動脈瘤，拡大傾向があれば血管外漏出像と判断する。しかし，いずれにしても血管破綻であることには変わりはない。

その後の対応 血管外漏出像を見つけたら？

- 血管外漏出像で重要なのは，どのようなスペースに出血があるか確認
  ① フリースペースへの出血(胸腔内，腹腔内，消化管内など)は，出血が広がりやすいので緊急性は高い。
  ② ルーズスペースへの出血(後腹膜，高齢者の筋肉内など)はフリースペースよりは出血が広がりにくいが，じわじわと出血が広がる傾向がある。
  ③ タイトスペースへの出血(肝実質内，若年者の筋肉内など)は出血が広がりにくく，凝固障害がなければ自然止血される可能性も期待できる。
- 主治医(上級医)への報告
- 呼吸・循環状態を確認(状態によって輸血を考慮)
- 血管外漏出像の責任血管や広がるスペースを画像から読み取る。
- 止血方法(内視鏡・血管造影・手術)を考え，その治療室を準備

6.4 Pseudovein appearance

ピットフォール

血管外漏出がみられた場合，その空間に出血が広がることになるが，その流れが静脈のようにみえること（pseudovein appearance）がある。特に血管造影でみられやすい所見であり，CT で血管外漏出が静脈のように感じることは少ない。

血管解剖を理解していれば迷うことは少ないため，十分に血管解剖を把握して画像を評価する必要がある。

その後の対応　Pseudovein appearance を見つけたら？

・Pseudovein appearance は，血管外漏出像を見ているので，対応は前述と同じ。

6.5 血栓閉塞型の急性大動脈解離，壁在血栓

ピットフォール

8 章「CT で読影すべき重要な胸部疾患」（p.125）でも記載するが，造影 CT だけ施行すると，大動脈内の血流による増強効果がある血管内腔と血管壁との間に造影されていない部分があった場合，それが壁在血栓であるのか，急性大動脈解離の早期の血栓化された偽腔を見ているのか判別が困難な場合がある。

血流が乱流をきたすような瘤の存在があると血液が停滞して血栓化し，壁に付着することで壁在血栓が生じやすい。一方，急性大動脈解離の場合は，瘤化していなくても生じ，一定の範囲でみられること，症状を伴っていること，時間とともに血栓化した偽腔は消失すること，などがあげられる。

その後の対応　血栓閉塞型の急性大動脈解離を見つけたら？

・分枝への血流障害の有無，動脈径の計測，範囲の確認
・主治医（上級医）への報告
・呼吸・循環状態を確認
・血圧コントロール，疼痛コントロールを実施

その後の対応　壁在血栓を見つけたら？

・特に何も行う必要はない。

Part III

救急診療における危機的な疾患

7章　CTで読影すべき重要な頭部疾患
　症例問題　頭部（Case 1〜8）

8章　CTで読影すべき重要な胸部疾患
　症例問題　胸部（Case 1〜11）

9章　CTで読影すべき重要な腹部疾患
　症例問題　腹部（Case 1〜23）

10章　CTで読影すべき重要な外傷
　症例問題　外傷（Case 1〜10）

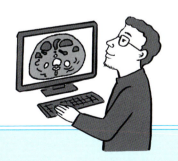

7章 CTで読影すべき重要な頭部疾患

・くも膜下出血
・脳梗塞

7.1 くも膜下出血 subarachnoid hemorrhage

　くも膜下出血の原因は，**脳動脈瘤の破裂**が最も多い．脳動脈瘤破裂によるくも膜下出血の場合，再破裂を予防することが非常に重要であり，そのためには脳動脈瘤を見つけなくてはならない．脳動脈瘤の検索として，以前は脳動脈造影検査が主体であったが，**現在ではCT angiography（CTA）で同定し，部位や形状などからコイル塞栓術や，開頭クリッピング術などで再破裂を予防する．**

　脳動脈瘤の好発部位は，① 内頸動脈-後交通動脈分岐部（図7-1），② 前大脳動脈-前交通動脈分岐部（図7-2），③ 中大脳動脈のM1-M2分岐部（図7-3）であり，単純CTから責任動脈瘤の部位を想起するように心がける．脳動脈瘤は必ず

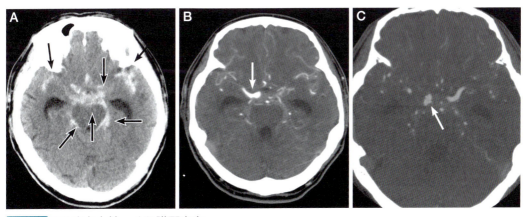

図7-1 60歳台女性　くも膜下出血
A：単純CT．B：ダイナミックCT（動脈優位相）．C：ダイナミックCT（拡大像）　左右のシルビウス（Sylvius）裂だけでなく，脳幹周囲のくも膜下腔にも血腫が広がっており，くも膜下出血の所見である（A．→）．動脈優位相で撮像すると動脈が描出される（B．→）が，原因となるような動脈瘤は不明瞭である．薄い厚みのスライス（1 mm程度）を拡大して観察することで，内頸動脈頂部の動脈瘤が明瞭化している（C．→）．

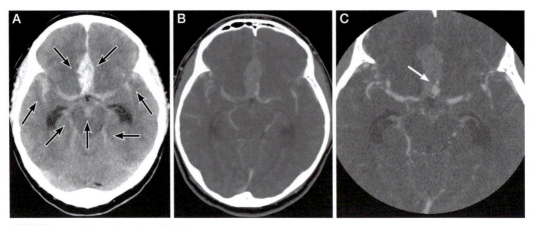

図 7-2 50 歳台女性　くも膜下出血

A：単純 CT，B：ダイナミック CT（動脈優位相），C：ダイナミック CT（拡大像）　左右シルビウス裂や大脳鎌および脳幹部周囲にくも膜下出血がみられる（**A**，→）。大脳鎌に沿った血腫の厚みがあり，血腫の部位から考えると前交通動脈の動脈瘤の存在が示唆される。薄い厚みのスライス（1 mm 程度）を拡大して観察することで，動脈瘤は明瞭化する（**C**，→）。

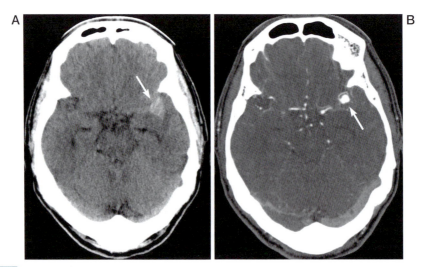

図 7-3 70 歳台女性　くも膜下出血

A：単純 CT，B：ダイナミック CT（動脈優位相）　シルビウス裂では左側に高吸収がみられ，くも膜下出血の所見である（**A**，→）。ダイナミック CT では左中大脳動脈に動脈瘤が認められ，これが破裂したことによるくも膜下出血と考えられる（**B**，→）。

しも 1 つとは限らない。脳動脈瘤が複数みられる場合（図 7-4），次の順序で考えるとよい。血腫の分布から破裂脳動脈瘤を推定する→形状が不整な動脈瘤（図7-5）が破裂脳動脈瘤と推定する→より大きな動脈瘤を破裂脳動脈瘤と推定する。

7.1 くも膜下出血 subarachnoid hemorrhage

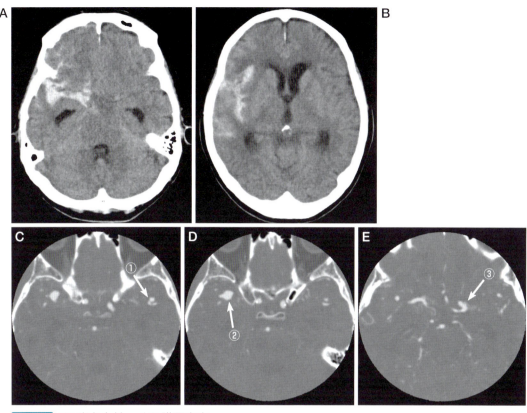

図7-4 60歳台女性　くも膜下出血

A，B：単純CT，C〜E：CTA　右シルビウス裂を主体に広がるくも膜下出血がみられる。① 左中大脳動脈のM1-M2分岐部の動脈瘤（C，→），② 右中大脳動脈のM1-M2分岐部の動脈瘤（D，→），③ 左内頸動脈頂部の動脈瘤（E，→）である。血腫の広がりから破裂動脈瘤は② と考えられ，動脈瘤の形状も不整である。また，ほかの動脈瘤に比してサイズも大きい。

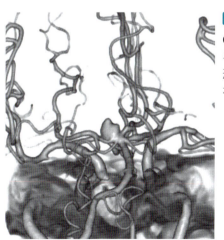

図7-5 50歳台男性　くも膜下出血

CTAでボリュームレンダリング（VR）法による3D再構成画像　脳底動脈頂部の脳動脈瘤。形状が不整であり，破裂した脳動脈瘤と思われる。

Part Ⅲ 救急診療における危機的な疾患

CTを施行しているにもかかわらず，**見逃されるくも膜下出血は，① 血腫が少量である場合，② 発症から時間が経過している場合，③ 血腫が左右対称性である場合**である。脳動脈瘤の部位によっては，血腫は左右非対称に生じるが，血腫が広がり左右対称になると判別困難になることがある。また，時間が経過すると血腫は洗い流され，吸収値が低下するため不明瞭になる（**図7-6**）。検出困難な場合，他の検査として，以前は腰椎穿刺が行われていたが，現在ではMRIのほうがCTよりも検出率が高く[1]，侵襲的な腰椎穿刺よりもMRIが施行されることが多い。

MRIでは，くも膜下腔の血液は液体であるためT2強調画像[*1]で高信号を呈するが，血液は「水」ではないのでFLAIR[*2]像で信号が低下せず，高信号となる（**図7-7**）。したがって，MRIではFLAIR像での評価が重要であり，また

> **臨床メモ**
>
> 教科書的には，**くも膜下出血**は突然の頭痛で発症する。頭痛のすべての患者で頭部CTを施行しはじめるとキリがない。**頭痛を表すキーワードとしては，「突然」「これまでにない」「嘔吐を伴う」「麻痺を伴う」**などがあり，これらを参考に適応を考える。意識障害を伴う場合は，なおさらである。

MRA（MR angiography）を施行することによって，**脳動脈瘤を検索することが可能**である。MRAでは血流がある部分を拾い上げて画像を作成するTOF[*3]法を用いるため脳動脈瘤が血栓化している場合，**流れが非常に遅い場合は脳動脈瘤を見落とす**可能性があるので，注意しなければならない。

後期合併症としては，血管攣縮や水頭症があげられるが，救急初療の現場としては関与しない。

その後の対応　くも膜下出血を見つけたら？

- 主治医（上級医）へ連絡し，再破裂を予防するために，降圧・鎮痛・鎮静に努める。刺激を与えないように配慮する。
- 呼吸循環状態が落ち着いていれば，破裂脳動脈瘤を検索するためにCTAを行い，すでにCTAを施行している場合は，破裂脳動脈瘤を描出するために3D-CT画像の作成を行う。
- ICUや治療室（手術室もしくは血管造影室）の準備を行う。

---

*1　T2強調画像では，液体成分は高信号に描出される。

*2　fluid attenuated inversion recovery
T2強調画像から「水」だけ信号を消した画像（水の信号を黒くした画像）。
読み方：ふれあ

*3　time of flight
血流が遅い場合は，信号を拾ってしまい描出されにくい。動脈が途絶して見えたり，動脈瘤が見えにくいことがある。
読み方：てぃーおーえふ

7.1 くも膜下出血 subarachnoid hemorrhage

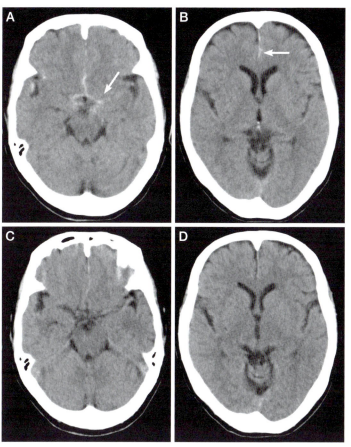

図7-6 70歳台女性　くも膜下出血

単純CT（A，B：発症当日，C，D：発症翌日）　大脳縦裂のくも膜下腔に出血を認める（→）が，出血は，脳脊髄液とともに洗い流されるため，時間の経過とともに不明瞭化する。発症した翌日には，不明瞭化しており，このCTだけだと見逃される可能性がある。

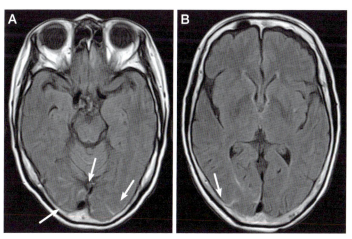

図7-7 70歳台女性　くも膜下出血（図7-3と同一症例）

A，B：MRIのFLAIR像（発症2日後）　くも膜下腔の血腫はほぼ洗い流されているが，重力とともに背側のくも膜下腔には血腫が残存している（→）。血液は水分なので，T2強調画像で高信号（提示なし）を示し，脳脊髄液との区別が困難であるが，FLAIR像では血液ではないので高信号となる。

7.2 脳梗塞 cerebral infarction

脳梗塞では，頭部 CT で低吸収となって描出されるが，低吸収になるには，ある程度の時間経過[*4]が必要である．早期に発見するためには頭部 MRI を施行することになるが，はじめに施行するのは通常は頭部 CT であり，この画像からできる限りの情報を読み取るように心がける．

脳梗塞超急性期における異常所見としては，① 皮髄境界の不明瞭化(図7-8B)，② 基底核の境界の不明瞭化(図7-8A)，③ 中大脳動脈など閉塞した動脈の高吸収化(図7-9)，などがあげられる．発症からの時間が短ければ，① や ② の所見もみられない．

頭部 CT は出血を除外するために施行するが，出血がみられなかった場合，発症時刻(最終未発症時刻)から血栓溶解療法の適応を考える．血栓溶解療法において，頭部 MRI は必須ではないが，施行する場合は，拡散強調画像が重要であり，FLAIR 像や T2 強調像での変化が生じる前に，拡散強調画像で高信号となって描出される(図7-10)．

発症からの経過時間があまりにも短ければ拡散強調画像でも信号変化は現れない．その場合，MRA が重要な役割を果たし，閉塞している動脈は血流がないの

*4 発症から約 24 時間

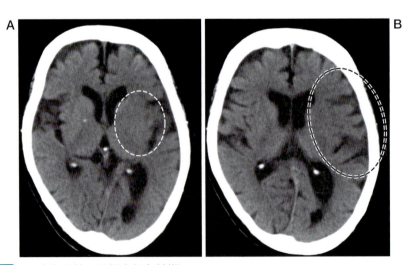

図7-8 80 歳台男性　脳梗塞超急性期
A：単純 CT(松果体レベル)，B：単純 CT(A のやや頭側)　突然の右片麻痺で救急搬送された．頭部 CT で基底核の不明瞭化がみられ(**A**：破線円内)，皮髄境界は不明瞭化している(**B**：破線円内)．脳梗塞超急性期でみられる典型的な所見である．

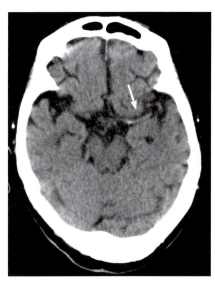

図 7-9 70歳台男性　脳梗塞超急性期

単純 CT　突然の右片麻痺で救急搬送された。頭部 CT では左中大脳動脈水平部が高吸収になっており，早期の血栓を見ていると考えられる（→）。Hyperdense MCA sign とよばれる。

で，描出されない。また，FLAIR 像で閉塞した動脈が高信号に描出される[2]。

『脳卒中治療ガイドライン 2021［改訂 2023］』[3]では，前方循環の主幹脳動脈（内頸動脈または中大脳動脈 M1 部）閉塞の場合には発症 6 時間以内に**脳血栓回収療法**を開始することが強く勧められる（推奨度 A）ようになった。そのため，**主幹脳動脈閉塞か否かを判断する**のは重要である。主幹動脈閉塞の有無に関しては，CTA，MRA，血管造影などの方法で検査される。

また，CT や MRI を用いて脳灌流画像（perfusion image）を撮影することにより虚血範囲を推定する試みが行われている。

椎骨脳底動脈系の脳梗塞は，頭部単純 CT では頭蓋底の骨の影響で，判定困難なことが多い。また，椎骨脳底動脈は，正常でも高吸収に見えることがあるため注意しなければならない。ただし**小脳半球の吸収値の変化は，CT ではウィンドウ幅を変化させることで検出可能なこと**があるので，めまいの患者では注意深く観察する。頭部 MRI で判定可能であるが，頭部 MRI まで施行しない症例，施行できない施設もあるため，CT でのウィンドウ幅の変更は早期発見のためには重要である。

Part III 救急診療における危機的な疾患

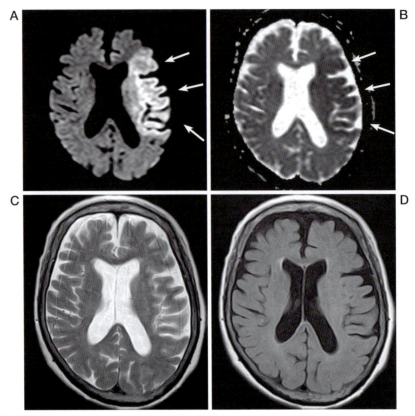

図7-10 80歳台男性 脳梗塞超急性期(図7-8と同一症例)

A：MRI(拡散強調画像), B：MRI(ADCマップ), C：MRI(T2強調像), D：MRI(FLAIR像) 突然の右片麻痺で救急搬送された。拡散強調画像では，左中大脳動脈領域に高信号が認められ(A，→)，ADCマップ[*5]では信号が低下している(B，→)，しかしながらT2強調像やFLAIR像では，同部に信号変化は認められない(C, D)。

[*5] apparent diffusion coefficient
拡散強調画像と組み合わせて使用される。拡散強調画像で高信号を示す部位がADCマップで低信号であれば，その部位の拡散係数が低下していることを示し，真の病変である可能性が高いと判断する。

[*6] National Institutes of Health Stroke Scale
NIH(米国国立衛生研究所)による脳卒中重症度評価スケール。

その後の対応　脳梗塞を見つけたら？

- 主治医(上級医)へ連絡し，呼吸循環状態を確認する。異常高血圧の場合は降圧を行う。
- 発症時刻(最終未発症時刻)を確認し，NIHSS[*6]を用いて神経学的所見を診察する。
- 施設や発症からの時間によって異なるが，上記内容によっては，血栓回収術のために血管造影を行う可能性，脳灌流画像のためにCTやMRIを行う可能性を考え，検査室の準備を行う。

脳梗塞 cerebral infarction

臨床メモ

・**脳梗塞超急性期の診断**として，頭部 MRI は必須ではないが，頭部 CT に比して多くの情報をもたらしてくれる。したがって，施設によっては，脳梗塞超急性期が疑われる症例では，頭部 CT を施行しないで頭部 MRI を優先して施行している。

・**脳梗塞超急性期の治療**として，発症 4.5 時間以内に t-PA の静注を行うことはよく知られている。「発症」というのは，考え方としては「最終未発症時刻」となる。したがって，「朝起きたら，左半身が動かなかった」というのは，就寝最中の発症であり，起床時の発症ではないので，正確な発症時刻は不明である。このような場合は，発症時刻を「就寝時刻」と考えて対応するべきである。

　ただし，拡散強調画像で病変がみられなければ発症早期と考えられ，有効であるという論文が報告されており，今後，t-PA の適応に関する発症時刻が変わる可能性がある。

臨床メモ

・近年では，t-PA の静注とともに**脳血栓回収療法**の有用性が示されて，推奨度 A の治療法としてガイドラインにも掲載されている。したがって，今後多くの施設で脳血栓回収療法が行われることになるが，速やかにこの治療法に移行するためには，医療スタッフがチームとして協力しなければ，24 時間対応するということは困難である。

・**t-PA** および **rt-PA** という言葉を聞くことがある。rt-PA は「recombinant tissue-type plasminogen activator」の略で，遺伝子組み換え技術によって作られたもの。これは，血栓を溶解するために使用される薬で，特に脳梗塞の初期治療において血栓溶解療法として用いられる。一方，t-PA は「tissue-type plasminogen activator」の略で，本来は体内で生成される天然の組織プラスミノゲンアクチベーターを指すが，医療現場では rt-PA を指して t-PA とよぶこともある。

・t-PA と一概に言っても，**アルテプラーゼとモンテプラーゼ**の 2 種類がある。両者ともに急性心筋梗塞で使用可能であるが，脳梗塞超急性期にはアルテプラーゼ，急性肺塞栓症にはモンテプラーゼが適応承認されている。アルテプラーゼは天然型 t-PA と同じ構造であるが，モンテプラーゼは一部アミノ酸が置換されていて，半減期がアルテプラーゼより長い特徴がある。

7章 CTで読影すべき重要な頭部疾患

Part Ⅲ 救急診療における危機的な疾患

● 文献

1) Shimoda M, Hoshikawa K, Shiramizu H, et al. Problems with diagnosis by fluid-attenuated inversion recovery magnetic resonance imaging in patients with acute aneurysmal subarachnoid hemorrhage. Neurol Med Chir(Tokyo) 2010 ; 50 : 530-537. PMID : 20671377

2) Toyoda K, Ida M, Fukuda K. Fluid-attenuated inversion recovery intraarterial signal : an early sign of hyperacute cerebral ischemia. AJNR Am J Neuroradiol 2001 ; 22 : 1021-1029. PMID : 11415892

3) 日本脳卒中学会　脳卒中ガイドライン委員会・編. 脳卒中治療ガイドライン 2021［改訂 2023］. 協和企画, 2023.

症例問題 頭部

Case 1

50歳台女性　頭痛・意識障害で搬送。

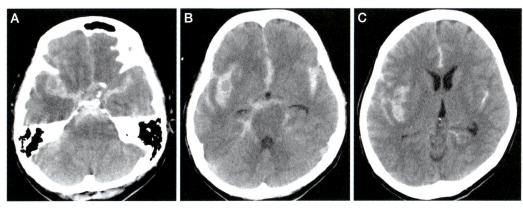

A〜C：単純CT

Q 診断は何で，原因をどう考えるか？

Case 2

70歳台男性　前日発症の後頭部痛で来院。

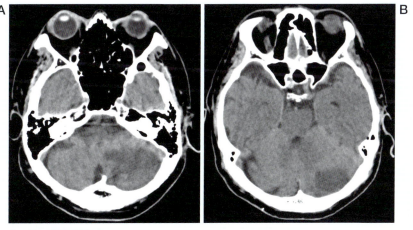

A，B：単純CT

Q 異常所見はどこで，原因をどう考えるか？

Part III 救急診療における危機的な疾患

Case 1

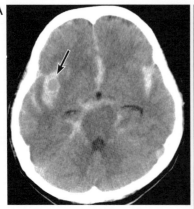
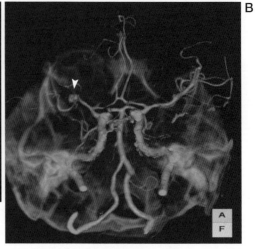

A：単純CT（設問のBと同一），
B：CTA

正解　　両側くも膜下腔に広がる血腫がみられ，診断はくも膜下出血である。分布からはやや右側に多く，また，右シルビウス（Sylvius）裂に血腫よりも吸収値が低い円形の陰影（→）が認められる。部位は中大脳動脈のM1-M2分岐部に相当しており，中大脳動脈の動脈瘤破裂が原因と考えられる。CTAでも同所見が確認された（▶）。

Case 2

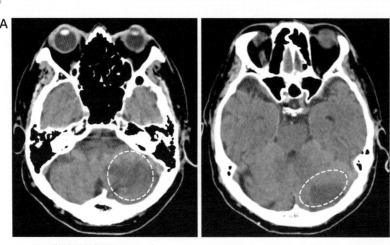

A，B：単純CT（設問と同一）

正解　　左小脳半球に低吸収が認められ（破線円内），急性期の左小脳梗塞が疑われる。通常，脳血栓症でも脳塞栓症でも脳梗塞であれば，頭痛で発症することはない。発症様式が頭痛であるならば，その原因精査として血管の評価が必要であり，CTAもしくはMRI/MRAを行う。本症例では左椎骨動脈解離の可能性を考える。

症例問題 頭部(C1〜8)

症例問題 頭部

Case 3
70歳台男性　前日発症の後頭部痛で来院。

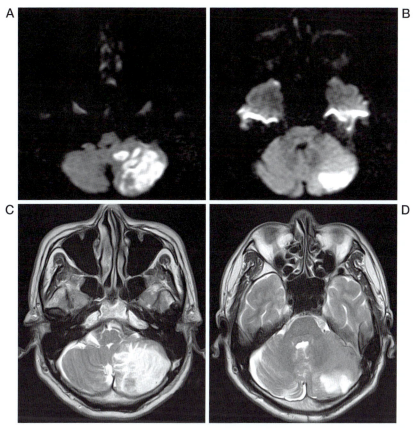

A, B：MRI(拡散強調画像), C, D：MRI(FLAIR像)

Q 後頭部痛の原因をどう考えるか？

Part Ⅲ 救急診療における危機的な疾患

Case 3

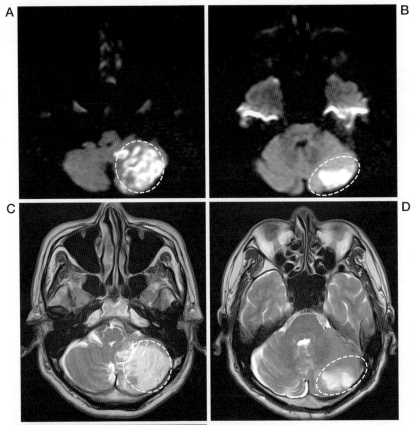

A, B：MRI（拡散強調画像），C, D：MRI（FLAIR像）：（設問と同一），E：MRA

正解　症例2と同一。症例2のCTの低吸収であった部分は拡散強調画像でもFLAIR像でも高信号を呈しており（A～D，破線円内），発症から多少時間が経過（臨床的には1日）していると思われる。MRA（E）では，脳底動脈の描出が非常に減弱している。

右椎骨動脈はもともとPICA end（後下小脳動脈分岐で盲端になっている）と考えられ，左椎骨動脈の流れが低下（消失）したことによる変化と考えられる。臨床的にも，発症が後頭部痛であり，単に血管が閉塞したというよりも，血管の解離，部位からすると左椎骨動脈解離が考えられる。

症例問題 頭部

頭部（C1〜8）

Case 4　40歳台女性　意識障害で搬送。

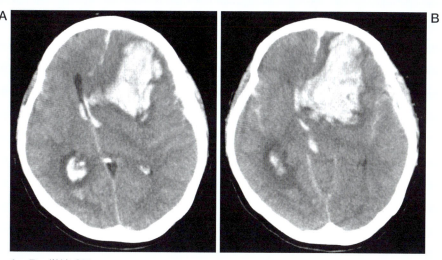

A，B：単純CT

Q　診断は何で，原因をどう考えるか？

Case 5　50歳台男性　ゴルフスイングした瞬間からの頭痛とその後の意識障害で搬送。

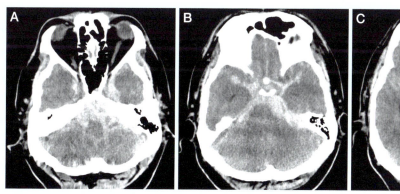

A〜C：単純CT

Q　診断は何で，原因をどう考えるか？

Case 4

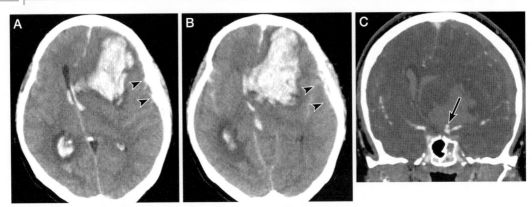

A, B：単純CT（設問と同一），C：ダイナミックCT（冠状断像）

正解　左前頭葉に脳内血腫が，側脳室内にも血腫がみられる。シルビウス裂などのくも膜下腔に血腫が広がっており，血腫形成型のくも膜下出血と診断する。血腫により側脳室は圧排され，正中偏位を伴っており，緊急性が高い。左に薄く急性硬膜下血腫（▶）も合併しており，くも膜下腔に広がった血腫が一部くも膜を越えて硬膜下腔に及んでいると考えられる。

原因としては前交通動脈もしくは，内頸動脈頂部から頭側へ脳動脈瘤が存在してそれが破裂したと考えられる。ダイナミックCTでも内頸動脈頂部から前大脳動脈方向に脳動脈瘤（C，→）が存在していた。

本症例では，脳動脈瘤再破裂予防のためのコイリングを行っても頭蓋内圧の減圧を図ることはできない。開頭血腫除去を行い，脳ヘルニアに対して治療を行う。

Case 5

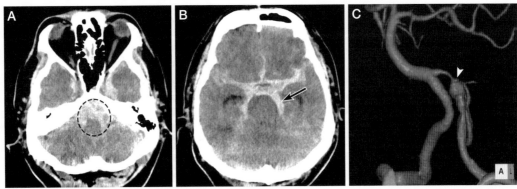

A, B：単純CT（設問のA，Cと同一），C：CTA

正解　迂回槽（→）をはじめとしてシルビウス裂などのくも膜下腔に血腫が広がっており，診断はくも膜下出血である。血腫自体は左右差がなく，特に脳底部脳槽で血腫が多い（破線円内）ため，椎骨動脈付近の動脈瘤破裂や椎骨脳底動脈解離が疑われる。CTA（C）では左椎骨動脈に瘤状の拡張と遠位の狭小化がみられ（▷），椎骨動脈解離に典型的な所見である。

症例問題　頭部(C1〜8)

症例問題 | 頭部

Case 6　80歳台男性　麻痺で来院。

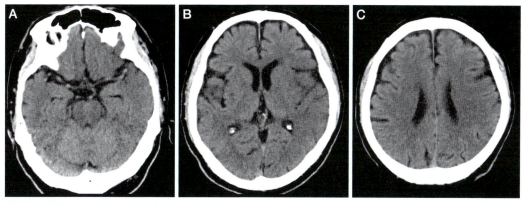

A〜C：単純CT

 麻痺側は左右どちらか？

Case 7　70歳台女性　麻痺で来院。

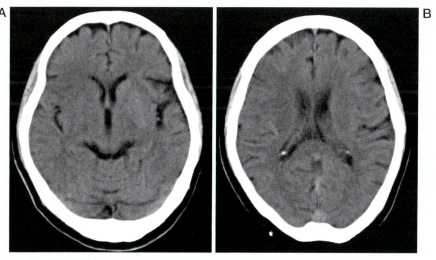

A，B：単純CT

 麻痺側は左右どちらか？

Case 6

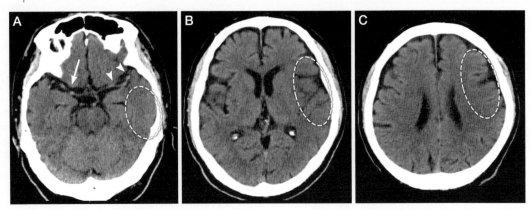

A〜C：単純CT（設問と同一）

　左中大脳動脈領域の皮髄境界が不明瞭化しており（破線円内），右麻痺と考えられる。低吸収が明瞭ではないので，発症早期と考えられる。左中大脳動脈はわずかに高吸収ではあるが（▷），右中大脳動脈もわずかに高吸収に見え（→），hyperdense MCA sign と断定するのは困難である。

Case 7

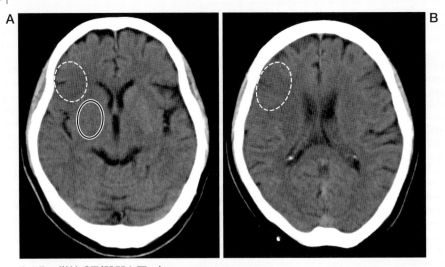

A，B：単純CT（設問と同一）

　右中大脳動脈領域（破線円内）に皮髄境界の不明瞭化がみられ，左麻痺と考えられる。また右基底核の境界が不明瞭化している（実線円内）ことも，左麻痺を裏付けている。

症例問題 頭部

Case 8
80歳台男性　麻痺で来院。

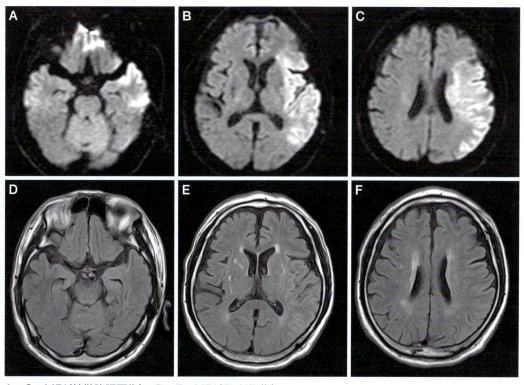

A〜C：MRI（拡散強調画像），D〜F：MRI（FLAIR像）

Q 発症からの時間をどう考えるか？

Part III 救急診療における危機的な疾患

Case 8

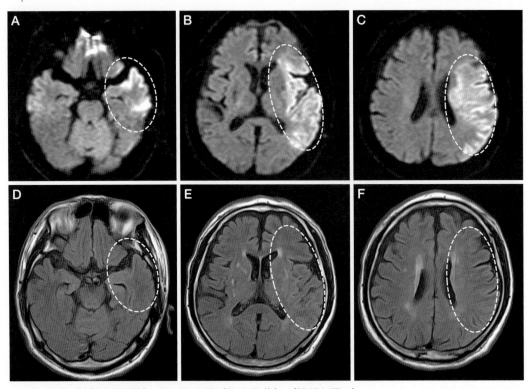

A〜C：MRI（拡散強調画像），D〜F：MRI（FLAIR像）：（設問と同一）

正解

症例6と同一。拡散強調画像（A〜C）では左中大脳動脈領域が高信号を呈しているが（破線円内），FLAIR像（D〜F）での信号変化はみられない。したがって，発症からの時間経過が非常に短いことが示唆される。正確な時間に関しては不明であるが，数時間以内と考えられる。

対応として，バイタルサイン，発症時刻（最終未発症時刻）を確認。またt-PAの静注や血栓回収術を行う可能性があるため，既往歴や内服歴を確認。神経所見の再確認（NIHSS）も必要である（症例6, 7も同様）。

8章 CTで読影すべき重要な胸部疾患

・急性大動脈解離
・肺塞栓症
・急性心筋梗塞

8.1 急性大動脈解離 acute aortic dissection

急性大動脈解離はさまざまな症状を呈する。そのため，初診時に見逃されることもまれではない[1~3]。したがって，さまざまな症状で鑑別疾患のなかに急性大動脈解離が含まれる。それを除外するための最も優れた検査は造影CT検査であり，大動脈解離の形態によっては緊急手術の適応となるため，早急に診断を行う必要がある。

急性大動脈解離の分類として有名なのは，Stanford分類やDeBakey分類であり，そのほかにも病期や病態としても分類される(表8-1[4])。**Stanford分類**は上行大動脈の解離の有無で考える。**DeBakey分類**はエントリー[*1]の部位と解離の範囲で考える。治療方針を考えるうえではStanford分類を理解しておく必要がある。上行大動脈に解離がある場合(A型解離)は手術適応となるため，これを判断することが重要である。

また，分類としてもう1つ，偽腔の開存の有無も重要である。たとえ，Stanford A型の解離であっても偽腔が閉塞している場合には，保存的に治療を選択する場合がある。したがって，**偽腔開存型であるのか偽腔閉塞型であるのかの区別は重要**である。

急性大動脈解離を疑った場合，まず初めに行われるのは胸部単純X線撮影である。理想的には立位PA像であるが，通常は何らかの症状を訴えており，立位になれないことが多い。**したがって，胸部臥位AP像を撮影することになる。**臥位AP像では縦隔が拡大し大動脈解離が存在しているようにみえてしまう。また，逆に縦隔が拡大していなかったからといって，急性大動脈解離を否定できるわけではない。臥位AP像における縦隔拡大の目安を検討した報告があり[5]，一応の目安を知っておくとよい(表8-2)。

偽腔の血流評価のためには単純CTは有用である[*2]。偽腔閉塞型の場合，血栓化した偽腔は単純CTで高吸収に描出される(図8-1)ため，その時点で診断可能

*1 entry，流入口。大動脈の内膜に亀裂が生じ大動脈壁が裂けて偽腔に血流が入る部分。複数のエントリーが存在している場合もある。

*2 胸部単純CTの有用性については3章(p.57)参照。

表 8-1 大動脈解離の分類

1. 解離の範囲による分類
    Stanford 分類
        A 型：上行大動脈に解離があるもの
        B 型：上行大動脈に解離がないもの
    DeBakey 分類
        Ⅰ型：上行大動脈に tear があり、弓部大動脈
            より末梢に解離が及ぶもの
        Ⅱ型：上行大動脈に解離が限局するもの
        Ⅲ型：下行大動脈に tear があるもの
        Ⅲa 型：腹部大動脈に解離が及ばないもの
        Ⅲb 型：腹部大動脈に解離が及ぶもの
    DeBakey 分類に際しては以下の亜型分類を追加できる
        弓部型：弓部に tear があるもの
        弓部限局型：解離が弓部に限局するもの
        弓部広範型：解離が上行または下行大動脈に及ぶもの
        腹部型：腹部に tear があるもの
        腹部限局型：解離が腹部大動脈のみにあるもの
        腹部広範型：解離が胸部大動脈に及ぶもの
        （逆行性 Ⅲ 型解離という表現は使用しない）
2. 偽腔の血流状態による分類
    偽腔開存型：偽腔に血流があるもの。部分的に血栓が存在する場合や、大部分の偽
              腔が血栓化していても ULP から長軸方向に広がる偽腔内血流を認める
              場合はこの中に入れる
    ULP 型：偽腔の大部分に血流を認めないが、tear 近傍に限局した偽腔内血流（ULP）
           を認めるもの
    偽腔閉塞型：三日月形の偽腔を有し、tear（ULP を含む）および偽腔内血流を認めな
              いもの
3. 病期による分類
    急性期：発症 2 週間以内。この中で発症 48 時間以内を超急性期とする
    亜急性期：発症後 2 週間を超えて 3 ヵ月以内
    慢性期：発症後 3 ヵ月を超えるもの

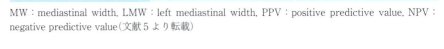
Stanford A 型　Stanford B 型

日本循環器学会, 日本心臓血管外科学会, 日本胸部外科学会, 日本血管外科学会. 大動脈瘤・大動脈解離診療ガイドライン（2020 年改訂版）. https://www.j-circ.or.jp/cms/wp-content/uploads/2020/07/JCS2020_Ogino.pdf（2024 年 8 月閲覧）

表 8-2 急性大動脈解離における縦隔の拡大

	PA 像	AP 像
MW（縦隔の幅）	7.45 cm	8.65 cm
	感度 90%、特異度 88.3%	感度 72%、特異度 80%
	PPV 86.5%、NPV 91.4%	PPV 75.0%、NPV 77.4%
LMW（縦隔の左側部分の幅）	4.95 cm	5.45 cm
	感度 90%、特異度 90%	感度 76%、特異度 65%
	PPV 88.2%、NPV 91.5%	PPV 64.4%、NPV 76.4%

MW：mediastinal width, LMW：left mediastinal width, PPV：positive predictive value, NPV：negative predictive value（文献 5 より転載）

8.1 急性大動脈解離 acute aortic dissection

である。造影CTしか施行しなかった場合，血栓化した偽腔を見ているのか，単に壁が厚く見えているのか，壁在血栓を見ている（図8-2）のか，が区別しにくい

> **臨床メモ**
> 急性大動脈解離の症状としてキーワードになるのは，胸痛だけでなく「背部痛」を合併していることや，その痛みとしても，「突然の」「裂けるような」「移動する」などの形容詞が重要である。そのほかにも，腹痛，意識障害，片麻痺，対麻痺などの症状や，不定愁訴的に違和感などとして訴える場合があるので注意する。

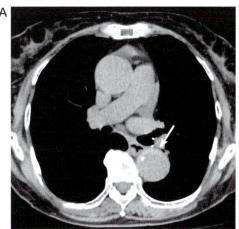 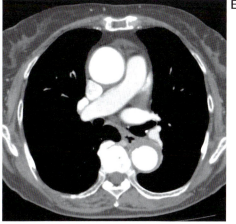

図8-1 60歳台女性　急性大動脈解離（Stanford B型）
A：単純CT，B：造影CT　突然の背部痛で搬送。単純CTで，下行大動脈に三日月状の高吸収が認められる（**A**，→）。石灰化した内膜が内側に偏位しているので，壁在血栓ではなく中膜で解離した偽腔が血栓化していることがわかる。造影CTでは血栓化した偽腔は造影されない（**B**）。

> **臨床メモ**
> 片麻痺の患者で意識障害があると，急性大動脈解離の発症時に胸痛や背部痛の存在を確認することは困難である。意識障害・片麻痺の原因検索として頭部CTを施行しても，異常所見はみられないため，**脳梗塞超急性期と誤診される**ことがある。この場合，t-PAを静注されると致死的になるため注意する。
> 　脳梗塞でも急性大動脈解離でも血圧は高値を示すことが多いが，もし血圧が正常もしくは低いなら，急性大動脈解離の可能性を強く疑う。

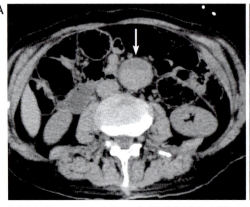 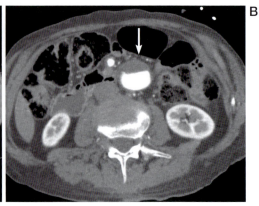

図8-2 70歳台女性　大動脈内壁在血栓

A：単純CT，B：造影CT　腹痛で搬送。単純CTで，腹部大動脈内の腹側で，血管内よりも低吸収になっている部分があり（**A**，→），造影CTでは造影効果を認めない（**B**，→）。単純CTで低吸収を呈しており，急性大動脈解離の偽腔閉塞型ではなく，壁在血栓であることが示唆される。

> **臨床メモ**　偽腔開存型の急性大動脈解離に関して，**分枝への解離の進展**も手術方法選択にあたって重要な所見である。鎖骨下動脈に解離が及んで血流障害をきたしているなど，頸部3分枝の解離の進展によっては，分枝再建が必要になる。そのため，解離の有無だけでなく，分枝への血流障害の有無に関しても十分に読影する必要がある。

*3　reentry，流出口。偽腔の血流が真腔にそそぐ裂け目，リエントリーがなければ偽腔の血流は停滞し血栓化する。エントリーがふさがることにより，リエントリーがエントリーに変わることもある

*4　multiplanar reconstruction
多断面再構成画像。CT撮影時の細かなスライスデータを用いて，横断像以外の断面画像を作成することができる。

ことがあるためである。造影CTの場合は，動脈優位相を撮像することで，エントリーやリエントリー[*3]の部位を評価することができる。また，実質相を撮像することで，偽腔への血流の範囲を確かめることができる。また，解離が横断面でわかりにくい場合は，多断面再構成画像[*4]（MPR）を作成することで，全体像を把握しやすくなる。

　急性大動脈解離で緊急手術を行う場合，すなわちStanford A型の偽腔開存型解離の手術の場合，上行大動脈を置換することが多く，その際に冠動脈まで解離が及んでいるか否かは重要な問題である。大動脈基部は心拍動・血管拍動により，解離の進展がわかりにくいことがあるため，**心電図同期を行う**ことができれば，**拍動の影響を取り除くことができる**[6]。また，大動脈の解離だけでなく，冠動脈病変の有無を明瞭に描出することができる。

　心電図同期を行うデメリットとしては，機器の性能によっては撮像範囲が十分な距離をカバーできない場合があること，設定に時間を要すること，不整脈や頻脈時に対応しにくいことがあげられる。

8.2
肺塞栓症 pulmonary embolism

> **その後の対応** 急性大動脈解離を見つけたら？
>
> ・主治医（上級医）へ連絡し，呼吸循環状態を確認する。解離の進展を予防する
> 　ために降圧・鎮痛・安静に配慮する。
> ・治療方針を決定するために解離の型（Stanford 分類），および範囲，偽腔の血
> 　栓閉塞の有無に関して評価を行う。
> ・Stanford A 型の場合は，緊急手術になることがあるので，冠動脈と解離の関
> 　係や心エコーで大動脈弁の逆流の評価を行う。
> ・ICU や治療室（血管造影室）の準備を行う。

8.2 肺塞栓症 pulmonary embolism

　肺塞栓症も致死的な疾患の1つであり，救急外来で常に鑑別の1つとして考え
なくてはならない疾患である。典型的には，低酸素血症による呼吸困難が出現す
るが，わかりにくい症例も存在する。血液学検査でDダイマーの上昇は必発で
あり感度は高いが，特異度が低い検査である。陰性適中率も高い[7]ため，Dダイ
マーが正常である場合に肺塞栓症を否定できるという考え方が重要である。**肺塞
栓症の確定診断となる画像検査は，現在では造影CT** である。もちろん，CT に
至る前に心臓超音波検査や心電図検査を施行し，疑わしい所見の有無を検索する
べきである。

　肺塞栓症のCT 診断としては，造影CT が必須であるが，単純CT で疑うこと
が可能なことがある。血液は，血流があって凝血していなければ吸収値は一様に
低めであるが，血液が凝固すると吸収値は上昇する。この考え方は，前述（3章
p.57）の早期血栓閉塞型の急性大動脈解離では単純CT で偽腔が高吸収に描出さ
れるのと共通である。また，7章（p.110）の脳梗塞超急性期において，閉塞した動
脈が高吸収に描出されたり，9章（p.171）の上腸間膜動脈（SMA）血栓塞栓症にお
いて閉塞した SMA 内の吸収値が上昇したりするのも同様である。肺動脈塞栓症
においても血栓が高吸収に描出される（**図 8-3**）。造影CT を施行する場合，肺動
脈内の造影剤が濃度が高いときに撮像する必要があり，そのためには，造影剤を
急速に注入し，注入開始から早いタイミングで撮像[*5] する必要がある。

　また，肺塞栓症の原因として，深部静脈血栓症の有無を確認しておく必要があ
る。超音波検査を用いても検出することは可能であるが，全体像を客観的に把握
するために前述のような造影CT で胸部を施行しているならば，その際に一緒に

*5　ダイナミック撮像に
ついては3章（p.66）参照。

8章
CTで読影すべき重要な胸部疾患

Part Ⅲ　救急診療における危機的な疾患

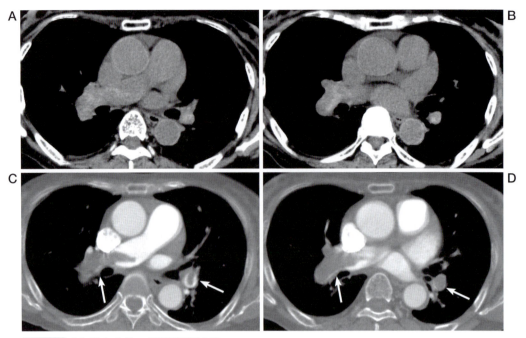

図 8-3 80 歳台女性　肺動脈塞栓症

A, B：単純 CT, C, D：造影 CT　突然の呼吸困難で搬送。造影 CT で，右肺動脈本幹および左肺動脈下葉枝内に造影欠損が認められ（**C, D, →**），肺動脈塞栓症の所見である。単純 CT では，早期の血栓が若干高吸収に描出されている（**A, B**）。この所見はウィンドウ幅を狭くすることによって，強調される。

下肢深部静脈血栓を確認しておくのがよい。下肢まで十分に造影剤が達し，静脈に戻ってくる時間帯で撮像する必要があり，前述の実質相よりも遅く，平衡相のタイミングで撮像する。

造影 CT はダイナミック撮像で行う。肺動脈内の造影剤の濃度が高いタイミングでの撮像が必要である。ボーラストラッキング法であれば，右室や肺動脈主幹部をモニタリングして撮像し，タイミング法であれば 20 秒前後で撮影を開始す

> **臨床メモ**
>
> **肺動脈塞栓症**の場合，肺動脈の血流が遮断されるので酸素化が不十分になる。そのため，検査では低酸素血症になる。酸素が少ないのを補うため呼吸回数は増加する。二酸化炭素に関しては酸素と異なり血液中から拡散して広がるため，呼吸回数が多くなれば，血中の二酸化炭素は低下する。

8.2
肺塞栓症 pulmonary embolism

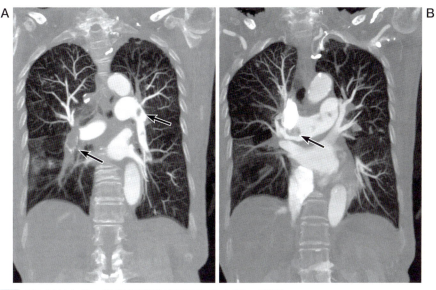

図 8-4 80 歳台女性　肺動脈塞栓症（図 8-3 と同一症例）
A, B：造影 CT 冠状断像　突然の呼吸困難で搬送。造影 CT の冠状断で，肺動脈を長軸方向に観察することができる（A, B, →）。

る。撮像時間から考えて造影剤使用量は 100 mL を使用しなくても肺動脈内の血栓の有無を判断することは可能である。ただし，前述の下肢深部静脈血栓の有無を判定する場合は，総投与量が十分でなければならないので，100 mL もしくは体重（kg）×2 mL 程度の造影剤を用いるとよい。

　画像の再構成は，冠状断で確認するのが血管の連続性からはわかりやすい。その際に slab MIP という方法を用いるとよい。MIP[*6] とは，その断面で吸収値が最大のものを集めてきた画像であり，さらにその MIP 画像で，一定の厚みで表現したのが slab MIP である**（図 8-4）**。

　画像の読影の際は，肺動脈の走行に従って閉塞の有無を確認するのはもちろんであるが，肺動脈塞栓症に伴う副所見にも注意を向ける。たとえば，肺動脈塞栓症に伴い肺動脈圧が上昇すれば，右室が拡大しさらに右房が拡大する**（図 8-5）**。さらに圧が高まっている場合は，肝静脈は拡張し，注入した造影剤は右房に灌流できずに肝静脈に逆流する**（図 8-6）**。

*6　maximum intensity projection

8章　CT で読影すべき重要な胸部疾患

131

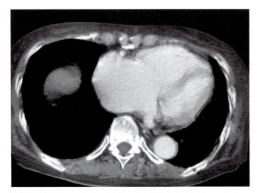 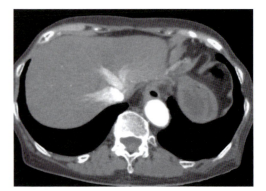

図 8-5 60 歳台男性　肺動脈塞栓症による右室拡大

肺動脈塞栓症による右心系の圧負荷により，右室・右房が拡大しており，左室は圧排されている。

図 8-6 60 歳台男性　肺動脈塞栓症による肝静脈への造影剤の逆流（図 8-5 と同一症例）

肺動脈塞栓症による右心系の圧負荷により，肝静脈内に造影剤が逆流しているのがわかる。

> **その後の対応**　**肺塞栓症を見つけたら？**
>
> ・主治医（上級医）へ連絡し，呼吸循環状態を確認する。
> ・肺塞栓の増悪を予防するために抗凝固療法を開始する。現状把握として，心電図・心エコーを行う。
> ・ICU や治療室（手術室・血管造影室）の準備を行う。

8.3　急性心筋梗塞 acute myocardial infarction

　急性心筋梗塞の診断は，これまでも将来的にも心電図検査，心臓超音波検査が主体であることには変わりはないであろう。ただ，急性心筋梗塞を疑っていない，もしくは前述の検査で急性心筋梗塞と診断できない場合に CT 検査を施行することがある。単純 CT で冠動脈の石灰化を検出することはできても，冠動脈の閉塞や狭窄を検出することは不可能であり，**造影 CT が必須になる**。

　造影 CT では，**冠動脈を描出するには，心電図同期を行うことが必要である**。しかしながら，近年の CT の高性能化に伴い，心電図同期を行わなくても 320 列，256 列の CT では，冠動脈の閉塞の有無をある程度確認することができる。心電図同期では，基本的には拡張期のデータだけを集積して，画像を作成するも

のであり，これにより心拍動による画像のブレを消すことができる。しかし，頻脈であれば当然，拡張期の時間も短くこれを行うことが難しいため，余裕のある患者ではβ遮断薬を内服して，脈拍数を減少させてから撮像を行う。救急の現場ではβ遮断薬を用いて，徐脈にすることは難しく，そのまま撮像することもある。心房細動の患者には心電図同期を行うことは困難で，特に右冠動脈の病変が不明瞭になりやすい。

冠動脈の石灰化やステントが留置されている場合は，これらのX線吸収値が高いために冠動脈病変がわかりにくいことがある。実際には，CTの際に用いる管電圧を変えることにより，造影剤の吸収値と石灰化やステントの吸収値を区別できる。したがって，2管球CT（dual source CT）の場合は，管電圧を変更することで，石灰化やステントを区別することができる。

冠動脈病変を疑っていない場合や，前述のような急性大動脈解離を疑っていない場合は，心電図同期を行わないことになるが，その場合でも**心筋の増強効果が均一か否かをみる**習慣をつけることは重要である。増強効果が不良な心筋の部位（図8-7）によって，冠動脈病変の領域を想起することができる。増強効果が不良であっても，**心室壁が菲薄化している場合は陳旧性心筋梗塞を考える**（図8-8）。このように心室壁が菲薄化している場合，心尖部において，瘤化がみられることがある。心嚢ドレナージなどで穿刺したり，そこからガイドワイヤーやカテーテルを挿入する場合は壁が薄いので気を付けなければならない。

> **その後の対応** **急性心筋梗塞を見つけたら？**
>
> ・主治医（上級医）へ連絡し，呼吸循環状態を確認する。
> ・心電図や心エコーで壁運動障害を確認する。
> ・ICUや治療室（血管造影室）の準備を行う。

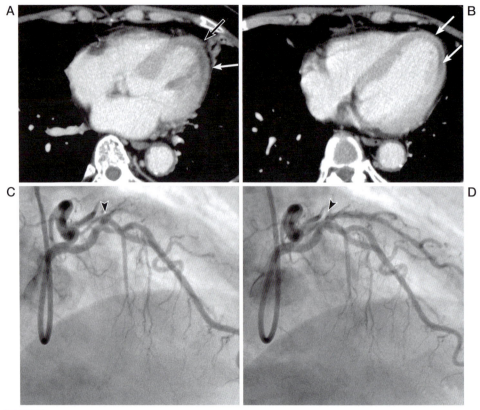

図 8-7 70 歳台男性　急性心筋梗塞

A，B：造影 CT．C：冠動脈造影(治療前)．D：冠動脈造影(治療後)　心窩部痛で搬送。原因精査のために施行した造影 CT で，心尖部の左室壁の増強効果が減弱している(**A，B，**→)。冠動脈造影で左回旋枝の途絶が認められ(**C，▶**)，冠動脈形成術を施行(**D，▶**)。

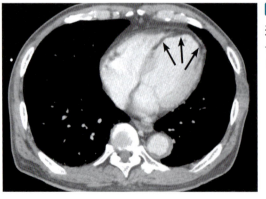

図 8-8 60 歳台男性　陳旧性心筋梗塞

造影 CT　心室中隔から心尖部の壁が菲薄化しており，陳旧性心筋梗塞が示唆される(→)。

急性心筋梗塞 acute myocardial infarction

● 文献

1) Spittell PC, Spittell JA Jr, Joyce JW, et al. Clinical features and differential diagnosis of aortic dissection：experience with 236 cases（1980 through 1990）. Mayo Clin Proc 1993；68：642-651.　　　　　　　　　　　　　　　　　　　　　　　　　　　　PMID：8350637

2) Kurabayashi M, Miwa N, Ueshima D, et al. Factors leading to failure to diagnose acute aortic dissection in the emergency room. J Cardiol 2011；58：287-293.　　　　PMID：21889877

3) Chua M, Ibrahim I, Neo X, et al. Acute aortic dissection in the ED：risk factors and predictors for missed diagnosis. Am J Emerg Med 2012；30：1622-1626.　　　　　PMID：22306397

4) 日本循環器学会，日本心臓血管外科学会，日本胸部外科学会，日本血管外科学会．大動脈瘤・大動脈解離診療ガイドライン（2020 年改訂版）. https://www.j-circ.or.jp/cms/wp-content/uploads/2020/07/JCS2020_Ogino.pdf（2024 年 8 月閲覧）

5) Lai V1, Tsang WK, Chan WC, et al. Diagnostic accuracy of mediastinal width measurement on posteroanterior and anteroposterior chest radiographs in the depiction of acute nontraumatic thoracic aortic dissection. Emerg Radiol 2012；19：309-315.　　　　　　　PMID：22415593

6) Chiu KW, Lakshminarayan R, Ettles DF. Acute aortic syndrome：CT findings. Clin Radiol 2013；68：741-748.　　　　　　　　　　　　　　　　　　　　　　　PMID：23582433

7) Ackerly I, Klim S, McFarlane J, et al. Diagnostic utility of an age-specific cut-off for d-dimer for pulmonary embolism assessment when used with various pulmonary embolism risk scores. Intern Med J 2018；48：465-468.　　　　　　　　　　　　　　　　PMID：29623992

8章
CTで読影すべき重要な胸部疾患

症例問題 胸部

Case 1
80歳台男性　意識障害・ショックで搬送。

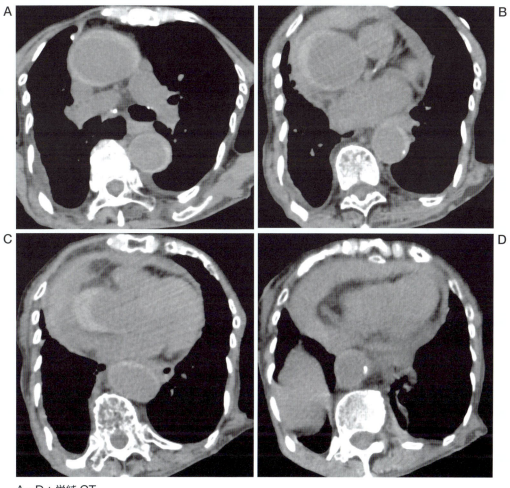

A〜D：単純CT

 診断は何で，ショックの原因をどう考えるか？

Part Ⅲ 救急診療における危機的な疾患

Case 1

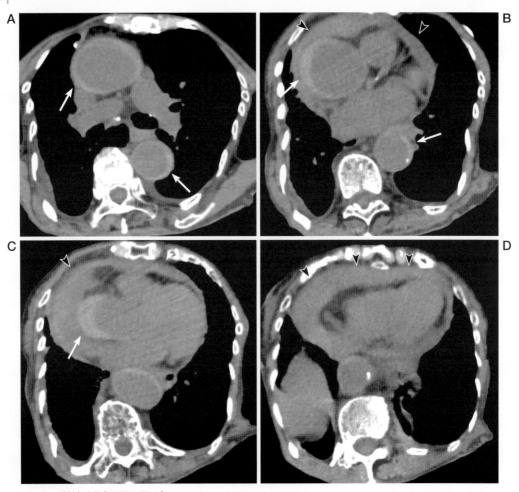

A〜D：単純CT（設問と同一）

正解

　大動脈には基部から下行大動脈にかけて三日月状の高吸収が認められる（→）。典型的な急性大動脈解離（Stanford A型）の早期血栓閉塞型の所見である。また、心囊液の貯留（▶）がみられ、吸収値が若干高いことから血性心囊液と考えられ、心タンポナーデがショックの原因と考える。

　心囊液の量と血圧低下は比例するわけではなく、その速度による。緩徐に貯留する場合は量が多くても血圧低下（心タンポナーデ）にならない。

症例問題 胸部

Case 2
70歳台男性　急性大動脈解離の疑いで搬送。

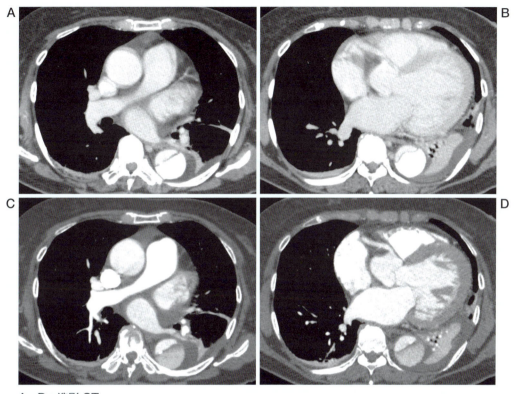

A～D：造影CT

 上段(A, B)と下段(C, D)のCTでは，撮像の仕方がどう異なるか？

Part Ⅲ　救急診療における危機的な疾患

Case 2

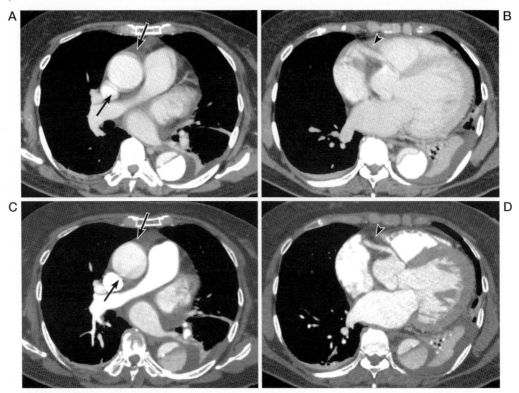

A～D：造影 CT（設問と同一）

　上段（A, B）は通常の造影 CT の平衡相，下段（C, D）は心電図同期で撮像した動脈優位相。心電図同期では冠動脈の描出（▶）が容易になり，心拍動・血管拍動の影響（→）を極力抑えることが可能となる。特に上行大動脈では解離の有無を見誤ることがなくなる。冠動脈への解離の進展や圧排像も明瞭になる。したがって，急性大動脈解離（特に Stanford A 型）が疑われる症例では，可能な限り，心電図同期で撮像するとよい。

症例問題 胸部

Case 3
40歳台男性　胸背部痛で受診。

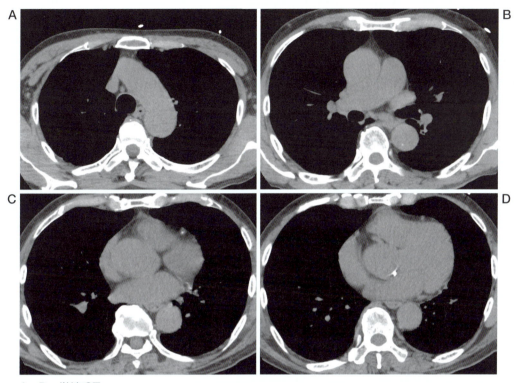

A〜D：単純 CT

 急性大動脈解離を疑って施行した胸腹部 CT。気になる所見はどこか？

Part Ⅲ　救急診療における危機的な疾患

Case 3

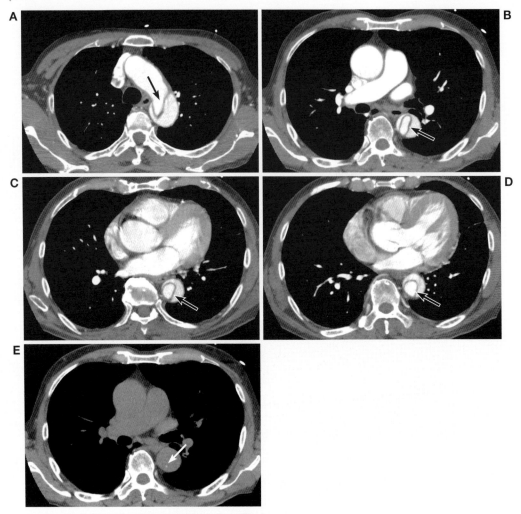

A〜D：造影 CT，E：単純 CT（設問の B と同一）

正解　単純 CT（設問の B）で下行大動脈内に淡い石灰化がみられる（E，→）。大動脈壁の石灰化は内膜に認められるため，大動脈解離を疑う。内膜の石灰化やフラップが高吸収にみえない限り，単純 CT では大動脈解離を見逃す可能性があるため注意しなければならない。造影 CT を施行してみると，遠位弓部から下行大動脈の解離が明瞭であった（A〜D，→）。Stanford B 型の急性大動脈解離（偽腔開存型）と診断した。

症例問題 胸部

Case 4

60歳台男性　胸背部痛で受診。

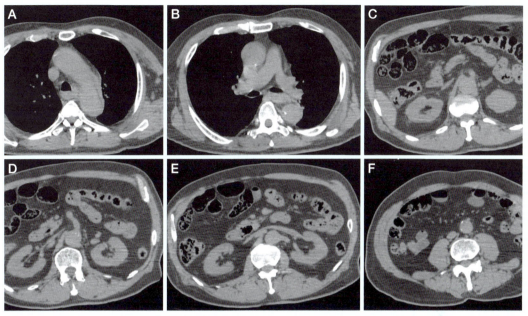

A〜F：単純CT

 急性大動脈解離を疑って施行した胸腹部CT。次にとるべき行動は？

Part III 救急診療における危機的な疾患

Case 4

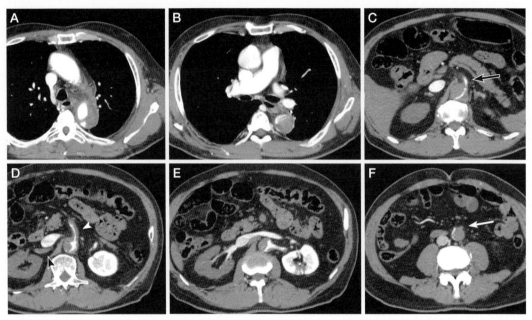

A～F：造影CT

正解　単純CTでは「径が拡大している」、「石灰化内膜の内側偏位がある」、「フラップが高吸収にみえる」という所見がすべて認められなかった場合、急性大動脈解離を見逃す可能性がある。そのため単純CTだけで終わってはいけない。必ず造影CTを行う。本症例では造影CTを行うと、急性大動脈解離Stanford B型であり、解離に伴い分枝閉塞がみられる。上腸間膜動脈解離（D，▷）による腸管血流障害、右腎動脈閉塞（D，▶）による右腎梗塞がみられる。

右腎梗塞に陥っているが単純CTでは正常腎と区別ができないことが多いので、単純CTの場合は、超音波ドプラ法で腎血流の有無を確認する必要がある。これは、血尿があって腰背部痛を伴っているときに、尿路結石との鑑別として重要である。腹腔動脈の血流障害（C，→）により、肝臓や脾臓も血流が低下している。下腸間膜動脈の起始（F，→）も血流がみられない。腸管血流低下による腸管壊死の可能性も考え、クレアチンキナーゼや乳酸の上昇、腹痛の有無にも注意する。

症例問題 胸部

Case 5

50歳台男性　心窩部痛で受診した。

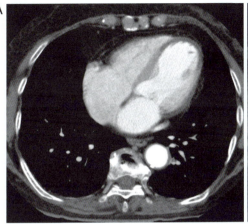
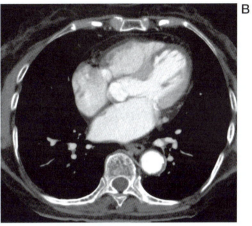

A，B：造影CT

 異常所見はどこで，原因をどう考えるか？

Case 5

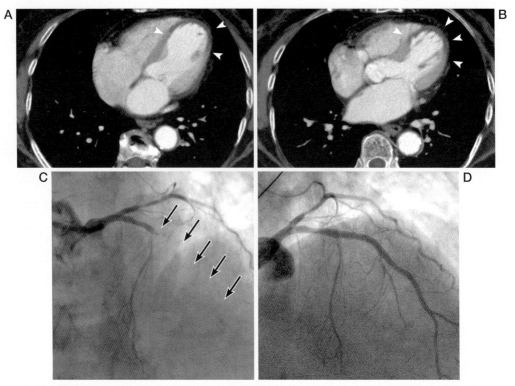

A，B：造影 CT（設問と同一），C，D：冠動脈造影

正解　心室中隔から心尖部にかけて造影剤による増強効果の減弱が認められる（▷）。冠動脈造影では，左冠動脈下行枝（#7，枝の番号は次ページ参照）の閉塞がみられる（C，→）。PCI（冠動脈形成術）を行い，血流を回復させることができた（D）。心電図同期を行っていなくても，また腹部造影 CT であっても，心筋の増強効果を確認する習慣を身につける。これにより，予期しない病変を見つけることができる。

　冠動脈の支配領域と心筋の部位を対応して覚えることができればよいが，まずは心筋の増強効果を確認することが重要である。

症例問題

胸部(C1〜11)

症例問題　胸部

Case 6　70歳台女性　背部痛で受診した。

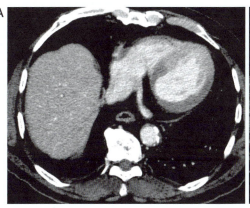
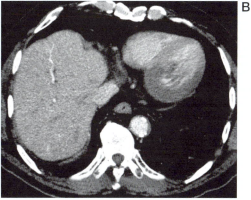

A，B：造影CT

Q 異常所見はどこで，原因をどう考えるか？

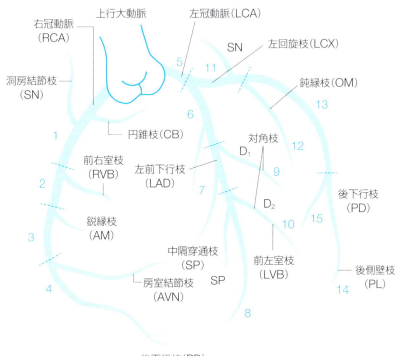

図　冠動脈の分類

147

Part Ⅲ 救急診療における危機的な疾患

Case 6

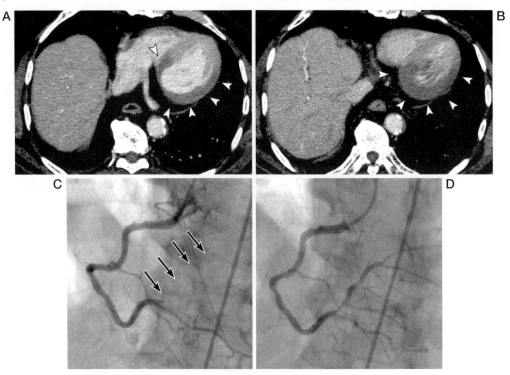

A, B：造影 CT（設問と同一），C, D：右冠動脈造影

正解

　心室下壁から後壁にかけて造影剤による増強効果の減弱が認められる（▷）。冠動脈造影では，右冠動脈（#4，房室結節枝）の閉塞がみられる（C，→）。PCI（冠動脈形成術）を行い，血流を回復させることができた（D）。右室の心室壁は，左室に比して非常に薄く，心室壁の増強効果を確認することは困難である。したがって，右冠動脈の起始部に近い位置（#1，#3など，前ページ参照）で閉塞して，右室梗塞に陥っても，CT 断面像で右室梗塞を診断するのは困難である。

症例問題

胸部(C1〜11)

症例問題　胸部

60歳台男性　心筋梗塞の既往がある。

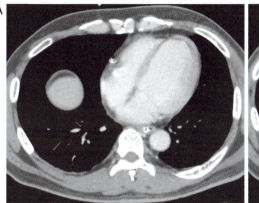
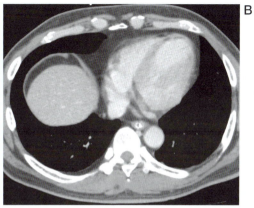

A, B：造影 CT

Q　陳旧性心筋梗塞に伴う変化はどこか？

Part Ⅲ 救急診療における危機的な疾患

Case 7

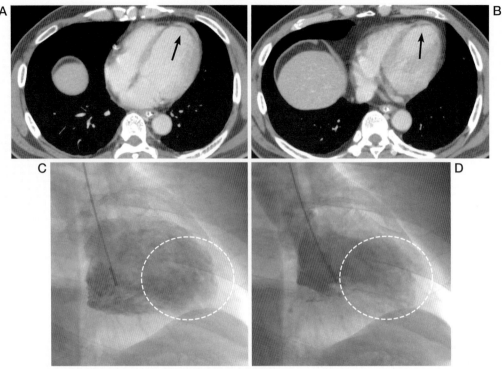

A, B：造影 CT（設問と同一），C：左室造影（拡張期），D：左室造影（収縮期）

正解　造影 CT では心尖部（→）が菲薄化し，増強効果が低下している。左室造影では拡張期（C）と収縮期（D）を比較すると，心尖部の収縮が不良である（**破線円内**）。陳旧性心筋梗塞では，梗塞となった心筋は瘢痕化し，菲薄化する。したがって他の心室壁に比べて薄く，増強効果を認めない部位が存在する場合は，陳旧性心筋梗塞を疑って，病歴を聴取するとよい。

　びまん性に心筋壁が薄く，心筋が拡大している場合は拡張型心筋症を疑う。また，陳旧性心筋梗塞では，同部が瘤化して，心室瘤を形成していることもあるので注意する。

症例問題 胸部

Case 8

60歳台男性　呼吸困難で受診した。

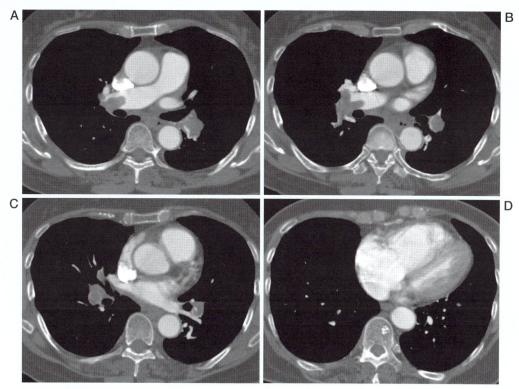

A〜D：造影CT

Q 診断は何で，異常所見はどこか？

Case 8

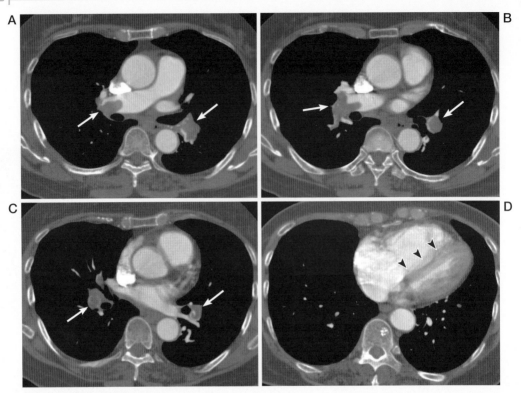

A〜D：造影 CT（設問と同一）

正解　両側肺動脈に造影欠損が認められ（→），診断は肺動脈塞栓症である。肺動脈塞栓に伴い右心負荷が生じ，右室が拡大し左室を圧排している（▶）。肺動脈塞栓症では右室負荷に伴い，典型的には十二誘導心電図で，右軸偏位，右脚ブロック，V_1〜V_3の陰性T波，頻脈などの所見がみられるが，十二誘導心電図で肺塞栓症を否定することは不可能である。また，緊急での核医学検査は行うことが困難であり，造影 CT で診断することが緊急かつ重要である。

症例問題　胸部

Case 9
60歳台女性　呼吸困難で受診した。

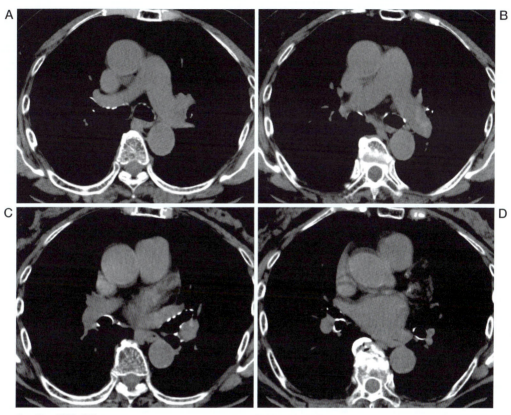

A〜D：単純CT

 Q　単純CTで呼吸困難の原因が推定できるか？

Part Ⅲ 救急診療における危機的な疾患

Case 9

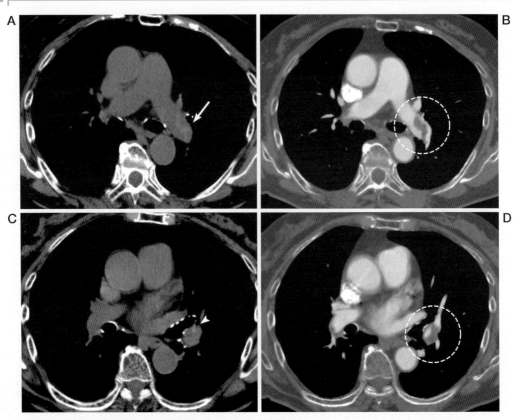

A，C：単純CT（設問のB，Cと同一），B，D：造影CT

正解　単純CT（A，C）で左肺動脈に高吸収が認められる（→）。下葉枝にも高吸収が存在（▷）し，造影CT（B，D）では造影欠損となっている（**破線円内**）。肺動脈塞栓症が呼吸困難の原因と考えられる。

　肺動脈塞栓症を診断できた場合は，平衡相（造影剤注入開始から180秒程度）で，下腹部から膝関節付近までの撮像を追加するとよい。肺動脈塞栓症の原因として，深部静脈血栓症の否定は重要であり，表在用のプローブを用いて超音波検査を行ってもよいが，全長での確認は困難である。造影CT（平衡相）で下大静脈（IVC），腸骨静脈領域，大腿静脈領域の血栓の有無を検索することができる。

　対応としては，抗凝固療法を開始し，簡易版PESIスコア*でリスク評価を行う。

　*簡易版PESIスコアは，年齢（>80歳），癌の既往，慢性心不全もしくは慢性肺疾患，脈拍数（≥110/分），収縮期血圧（<100 mmHg），酸素飽和度（<90％）で評価する。これらのいずれか1つでも満たせば，30日死亡率はすべての項目を満たさない場合と比較して10倍高くなる。（「肺血栓塞栓症および深部静脈血栓症の診断，治療，予防に関するガイドライン（2017年改訂版），日本循環器学会 他」より）

症例問題
胸部(C1〜11)

症例問題　胸部

Case 10
60歳台男性　心肺機能停止蘇生後。

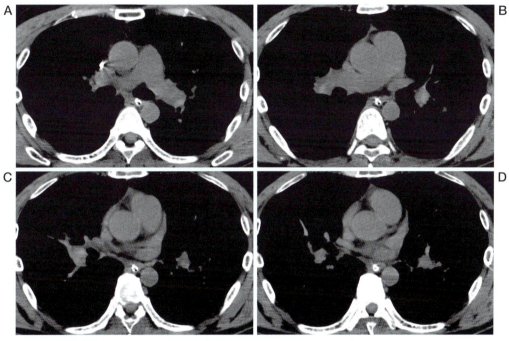

A〜D：単純CT

 単純CTで心肺機能停止の原因が推定できるか？

Part Ⅲ 救急診療における危機的な疾患

Case 10

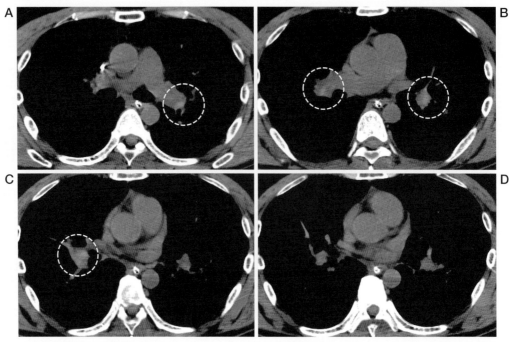

A～D：単純CT（設問と同一）

正解　単純CT上は大動脈径の拡張はなく，石灰化内膜もみられず，フラップも確認できないので，積極的に大動脈解離と言える所見はないが，大動脈解離を否定することはできない。ただし，急性大動脈解離で心肺機能停止に至るのは，3つ（心囊内破裂による心タンポナーデ，冠動脈への解離の進展による心筋梗塞，破裂による出血性ショック）の可能性しかないため，このCTから積極的に示唆するものはみられない。

　肺動脈内に高吸収がみられる（**破線円内**）ので，肺動脈塞栓症が鑑別にあげられる。肺塞栓症が心停止の原因と推定できる。したがって，この後に計画する検査としては造影ダイナミックCTである。肺塞栓症による酸素化の低下に関しては，気管挿管・人工呼吸による酸素化で効果が得られない場合は，人工心肺の補助を考慮する。

　また，血栓溶解療法は，抗凝固療法と並び，肺塞栓症の治療の中核であり，活動性出血や最近の頭蓋内出血がある場合には禁忌になる。ショック症例では適応であり，カテーテル的治療も考慮する。

Case 10

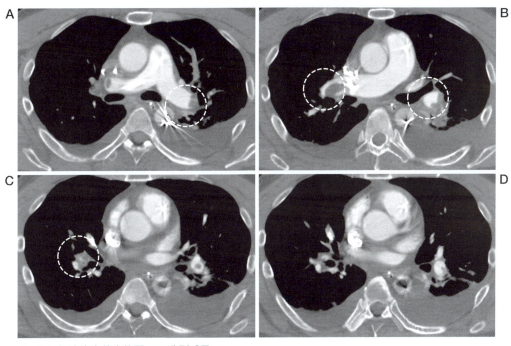

A〜D：心肺停止蘇生後翌日の造影 CT

前日の単純 CT では肺塞栓症を診断されず，PCPS（percutaneous cardiopulmonary support）＋IABP（intra-aortic balloon pumping）にて管理されており，スワン・ガンツ（Swan-Ganz）カテーテルも留置されている．両側に胸水が出現している．肺動脈内は前日の CT で高吸収にみられた部分が造影欠損になっており（**破線円内**），肺塞栓症が心肺機能停止の原因であるとして矛盾しない．

PCPS では，右房内の血液を脱血し，酸素化して大腿動脈へ送血する．全身の酸素化にとっては，非常に有効な治療法であるが，肺動脈の血栓が自然溶解するのを期待するのは厳しい．したがって，何らかの方法で血栓を溶解することが必要である．PCPS を導入しているのであれば，肺動脈へ薬液が届きにくく，静注での t-PA の効果は期待しにくい．

Part Ⅲ 救急診療における危機的な疾患

Case 10

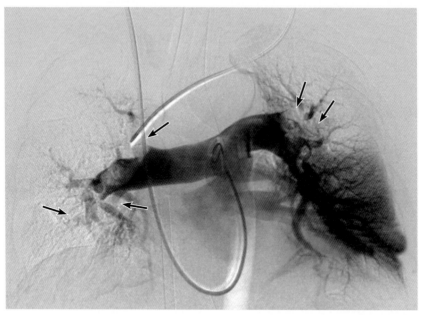

肺動脈造影

　肺動脈造影で右肺動脈の途絶（→）がみられ，酸素交換はほぼ行われていないと考えられる。左下葉だけ酸素交換ができていると思われる。経カテーテル的治療としては，静脈注射する薬剤を肺動脈内へ局所投与すれば濃度が高くなるが，これだけでは不十分であり，パルススプレー法などの工夫が必要である。

　また，そのほかにカテーテルで血栓を破砕したり，吸引したりする方法もある。前者はピッグテール型カテーテルを用いて，これを回転させて物理的に破砕したり，バルーンカテーテルを用いて，血栓を壁に圧着する方法である。後者は，太めのカテーテルを血栓に押し当てて吸引する方法である。

　ほかの方法としては，開胸で外科的に血栓を摘除するということになる。

症例問題 胸部

Case 11

80歳台女性　心肺機能停止蘇生後。

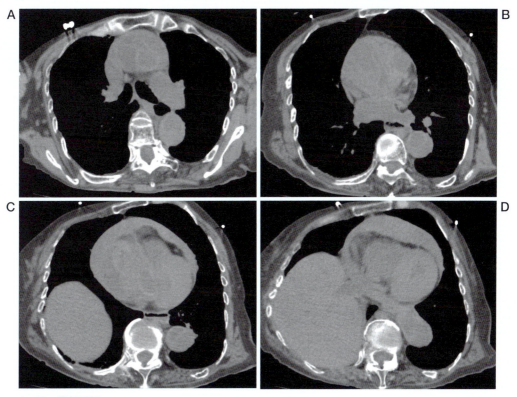

A〜D：単純CT

Q 診断は何で，原因をどう考えるか？　次に行うべき検査は？

Part III 救急診療における危機的な疾患

Case 11

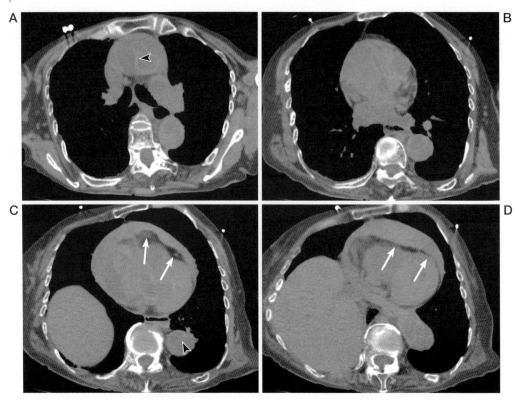

A〜D：単純CT（設問と同一）

急性大動脈解離による心タンポナーデ。心嚢液の貯留がみられ（→），その吸収値は高く，心タンポナーデになっている可能性を考える。心タンポナーデの原因としては，心筋梗塞に伴う心破裂や急性大動脈解離を考える。大動脈内に高吸収のフラップ（▶）が認められ，大動脈解離の存在が確定できる。確定診断のために造影CTを行う。

肺塞栓に対しては，PCPSのよい適応であるが，急性大動脈解離では，送血をする際に真腔か偽腔か判断困難であり，また送血することで，解離が進展していく可能性があるため，急性大動脈解離に対してはPCPSは禁忌である。すでに心肺停止に至ってしまった場合は手術適応にならないことが多い。

Case 11

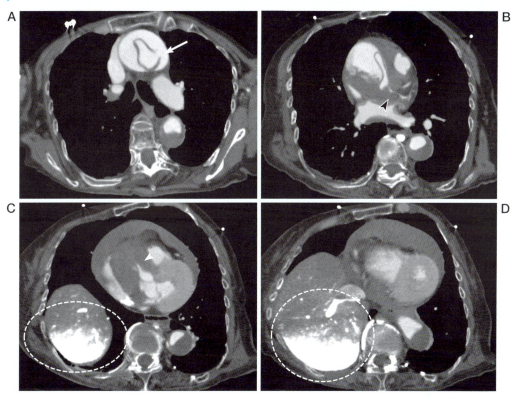

A～D：造影 CT

　心電図同期で造影 CT を施行すると，心拍動の影響を最小限に抑えることが可能である。また，冠動脈（▶：左冠動脈，▷：右冠動脈）や解離のエントリー（→）を検出することができる。また循環動態が不良であるため，造影剤が肝静脈を逆流して肝臓に貯留している（**破線円内**）。Stanford A 型の急性大動脈解離の所見であり，心囊内破裂を生じて心肺停止に至ったと思われる。

Part Ⅲ 救急診療における危機的な疾患

9章

CTで読影すべき重要な腹部疾患

- 消化管穿孔
- 消化管出血
- 腸管虚血
- 急性虫垂炎
- 腹腔内出血

9.1 消化管穿孔 gastrointestinal perforation

　消化管穿孔は，腹腔内遊離ガスが多量に存在している症例では，診断は容易である。腹腔内遊離ガスが多量に存在している場合，**単純X線写真だけで消化管穿孔の有無自体は診断可能**である。しかし，腹腔内遊離ガスが少量の場合や，腹腔内にガスが遊離しないような消化管穿孔の場合では，CTが有用である。皮下脂肪組織とガスが十分に区別できるウィンドウ設定**(図9-1)**にして，腸管外ガス像(extraluminal air)[*1]を検出する。腸管内のガスであれば，腸管壁に囲まれ，連続性があり，ガスに丸みがある**(図9-2)**。

　上部消化管穿孔(胃・十二指腸)と下部消化管穿孔(小腸・大腸)とでは予後が大きく異なるため，治療方針が異なる。単に消化管穿孔の有無だけではなく，穿孔部位を特定することができれば，治療方針決定に大きく役立つ。したがって穿孔部位の特定は重要である。

　腹腔内遊離ガスは，穿孔部位から遊離腹腔内にガスが漏れるため，穿孔部位の近傍にガス像が多くなるが，遊離腹腔に漏れたガスは重力に従って軽い方へ流れる。穿孔後に座位や立位でいることがあれば，横隔膜下にガスが集まる。穿孔したときに臥位の状態で，そのままずっと臥位ならば，腹側にガスが集まる。そのため，**ガスの分布だけで穿孔部位を特定するのは困難**である。

　穿孔により炎症が生じるので，穿孔部位周囲では，炎症に伴い脂肪組織濃度が上昇する。したがって，**脂肪組織濃度の上昇の分布から穿孔部位を推測する**ことは可能である。また，炎症に伴い腹水が出現するため，腹水の分布により穿孔部位を推測する。上部消化管穿孔において注目すべきは，**胃・十二指腸における粘膜の不連続性を見る(図9-3)ことで穿孔部位の特定が可能**なことである[1]。下部消化管では腸管壁が薄いことから，腸管壁の不連続性をCTで検出することが困難であり，穿孔の部位を特定しにくい。しかし便塊が消化管外に漏れていれば，確実に下部消化管穿孔であり，穿孔部位まで特定することができる**(図9-4)**。

*1　腸管内にはガスは存在するが，本来は腸管外にはガスは存在しない。一般的に「フリーエアー」と言われているのは，腸管外ガス像の1つである。腸管外にガスが存在していても，いわゆる自由には動けない場合もあるので，フリーではない腸管外ガス像も存在するため，これらを含めて腸管外ガス像とよばれる。

162

9.1 消化管穿孔 gastrointestinal perforation

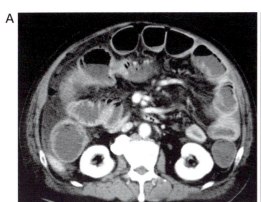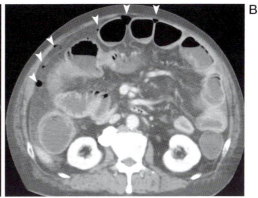

図9-1 50歳台男性　下部消化管穿孔
A，B：造影CT　腹痛・腹部膨満で救急搬送。小腸が拡張しており，腸閉塞の可能性を考えるが，ウィンドウ幅が小さい（**A**）と腸間膜脂肪組織と空気との区別が困難になる。ウィンドウ幅を広げる（**B**）ことで，腹腔内遊離ガスと腸間膜脂肪組織を区別することができる（▷）。本症例では，下部消化管穿孔に伴う小腸の麻痺性イレウスであった。

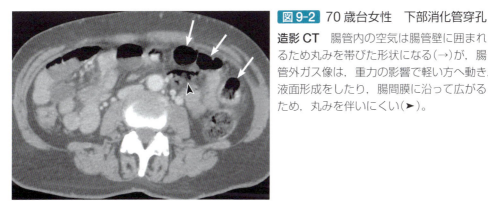

図9-2 70歳台女性　下部消化管穿孔
造影CT　腸管内の空気は腸管壁に囲まれるため丸みを帯びた形状になる（→）が，腸管外ガス像は，重力の影響で軽い方へ動き，液面形成をしたり，腸間膜に沿って広がるため，丸みを伴いにくい（▶）。

> **臨床メモ**
> 上部消化管穿孔で最も多いのは**十二指腸潰瘍穿孔**であり，保存的に治療されたり，腹腔鏡下で大網被覆を行ったりする。その場合，十二指腸潰瘍であったかどうか，内視鏡で一度は確認する必要がある。以前は穿孔の確認のため内視鏡が術前によく行われていたが，近年では内視鏡を施行せずに加療されることが多いため，内視鏡が行われないことがある。内視鏡による確定診断を行っておかなければ，悪性病変が隠れていた可能性を否定することができない。

Part Ⅲ 救急診療における危機的な疾患

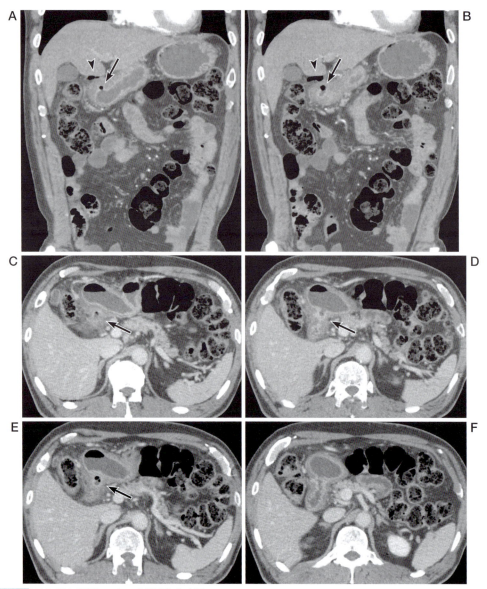

図 9-3 50 歳台男性　十二指腸潰瘍穿孔
造影 CT（A，B：冠状断像，C〜F：横断像）　心窩部痛で来院。十二指腸弓部の壁が肥厚しており，粘膜が欠損し，空気が認められる（→）。同部の潰瘍穿孔の所見で，腹腔内遊離ガスが確認できる（▶）。

　　　　消化管穿孔で，**腹腔内遊離ガスが存在しない症例は要注意**である。消化管は腹膜に覆われており，腸間膜側に穿孔（図 9-5）したり，後腹膜面に穿孔（穿通）（図 9-6）したりすると，腹腔内遊離ガスが生じない。特に後者は後腹膜腔に接する

9.1 消化管穿孔 gastrointestinal perforation

> **臨床メモ**
> 腹腔内遊離ガスが偶発的に見つかり，消化管穿孔が存在していない場合がある。**腸管嚢腫状気腫症**(pneumatosis cystoides intestinalis)は，腸管の粘膜下もしくは漿膜下に気腫が生じる病態であるが，外科的治療を要さないので，「腹腔内遊離ガス」＝「消化管穿孔」ではないと考えるべきである。

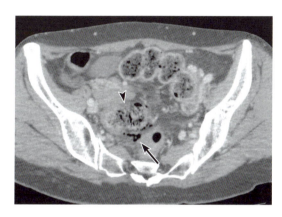

図9-4 70歳台男性　下部消化管穿孔
造影CT 腹腔内に丸みを帯びない空気が認められ（→），腸管外ガス像であることが示唆される。周囲腸間膜脂肪組織濃度の上昇はそれほどみられないが，下部消化管穿孔の可能性が示唆される。前後の連続性を確認すると，同部の腹側の便塊（▶）はS状結腸から漏れ出た便塊であった。

上行結腸・下行結腸・S状結腸の腹膜翻転部以下で生じる。また，上部消化管穿孔であっても，膵臓や盲嚢内へ穿通した場合は腹腔内遊離ガスにならない。

> **その後の対応　上部消化管穿孔を見つけたら？**
> 基本的には胃酸により胃内は無菌（*Helicobacter pylori* を除く）であるため，細菌性腹膜炎にはなりにくい．そのため，保存的治療が行われることが多々ある．経過時間や腹膜刺激症状や炎症の広がり，疼痛コントロールなどによって治療方針は左右される。

> **その後の対応　下部消化管穿孔を見つけたら？**
> 腸管内の細菌により細菌性腹膜炎に至るため，可及的速やかに洗浄を行う必要がある．炎症の程度により腹腔鏡を併用する場合もあるが，基本的には開腹して穿孔部位を同定し，閉鎖もしくは切除し，大量に洗浄を行う。

Part Ⅲ　救急診療における危機的な疾患

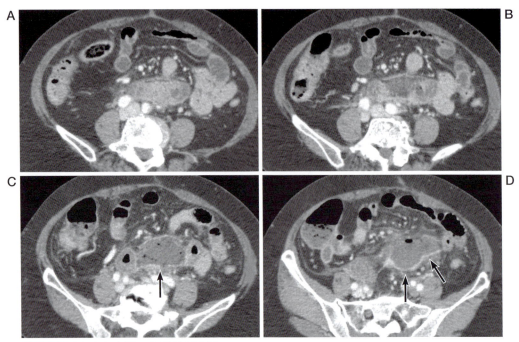

図 9-5 60 歳台女性　S 状結腸穿孔
造影 CT（A〜D へ尾側レベル）　S 状結腸の粘膜が途絶しており，腸間膜内に腸液と空気（→）が確認できるが，腸管外ガス像になっても腸間膜側に漏れ出た場合は，腹腔内遊離ガスにはならず，腸間膜にとどまっている。

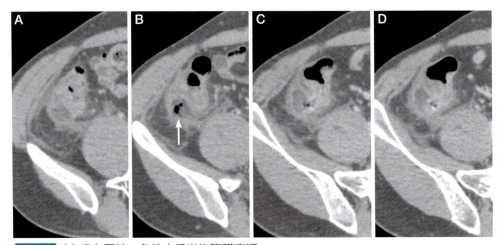

図 9-6 30 歳台男性　急性虫垂炎後腹膜穿通
造影 CT（A〜D へ尾側レベル）　虫垂は盲腸の背側を走行し，先端は破綻して膿瘍を形成している。腸管外ガスが膿瘍内に認められる（**B**，→）。

9.2 消化管出血 gastrointestinal bleeding

　吐血や下血，黒色便などを主訴に来院した患者では消化管出血を疑うが，出血源を検索する検査の1つとしてCTを行うことがある。CTを行う前に，必ず行っておくべきこととして，血行動態の安定化があげられる。**出血性ショックに至っている患者であっても，まずは輸液・輸血により血行動態の安定化を図る**。それと同時に，その場で施行可能な検査を行う。血液検査は言うまでもないが，超音波検査は有用である。しかし，消化管を超音波で検索するのは困難であり，**肝硬変の有無を検索する**。肝硬変が存在していれば，門脈圧亢進を伴っていることが多く，門脈圧亢進に至っていれば，吐血の原因が食道・胃静脈瘤破裂である可能性を想起する。

　CTを行う場合，**単純CTの施行も望まれる**。特に下部消化管出血では，大腸内の便塊が高吸収を呈することがあるためである。単純CTを省略すると，その後に用いた造影剤の影響で高吸収になっているのか，もともと造影剤と関係なく高吸収であるのか，判断が困難なことがあるからである[*2]。**特に慢性血液透析の患者では**，リン吸着薬を内服しており，カルシウムの腸管吸収を低下させている。したがって，消化管内にはカルシウムが多いことになるので，その影響で，**単純CTで高吸収に描出される**(図9-7)。

　造影CTでは可能な限りダイナミック撮像として，**血管外漏出像の検出**に心がける。動脈優位相と実質相を撮像することで，血腫の広がりから，出血の速度(図9-8)や原因(図9-9)を推定することが可能である。ただ，撮像時に現在進行形で出血していなければ，血管外漏出像を得ることはできないので，出血源を同定することはできない。**上部消化管出血の原因としては胃潰瘍・十二指腸潰瘍**が多い。潰瘍形成が長期に及んでいる場合は，潰瘍の存在している部分の壁が炎症性に肥厚してくることがあり，潰瘍も含めて同定可能なことがある(図9-10)。

　下部消化管出血の最多の原因は大腸憩室出血であり，大腸憩室出血の多くは腹痛もなく，下血で来院する。血行動態が安定している場合は，24時間以内に前処置を行ってから下部消化管内視鏡検査を行うことが勧められる[2]が，近年では抗血小板薬・抗凝固薬を内服している患者が多いため，保存的に経過観察しても自然止血が得られない症例が増えている。下部消化管出血におけるもう1つの原因として**虚血性大腸炎**があるが，これに関しては次項で述べる。

*2　消化管出血での単純CTと造影CTの比較については3章(p.60)参照。

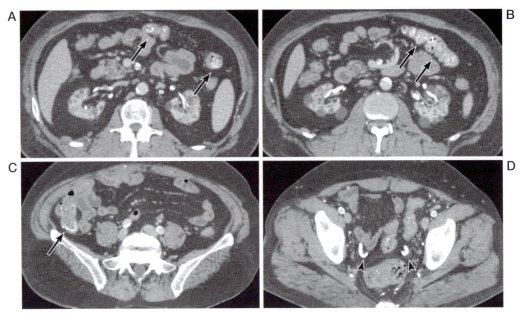

図 9-7 60 歳台男性　消化管内の便塊

造影 CT（A〜D へ尾側レベル）　大腸内の便塊が高吸収を呈している（→）。両側腎臓は萎縮しており，囊胞が多発している。慢性腎不全が存在しているとして矛盾しない。輸精管が高吸収を呈しており，耐糖能異常の存在も示唆される（▶）。

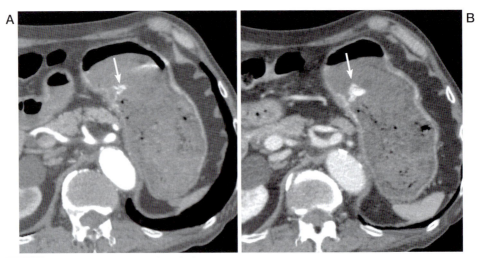

図 9-8 70 歳台男性　出血性胃潰瘍

造影 CT（A：動脈優位相，B：実質相）　動脈優位相（A）で血管外漏出像が確認でき（→），実質相（B）でその血管外へ漏出した造影剤が広がっている（→）。広がりが大きく，出血の勢いは強いことが示唆される。胃内には血腫が充満している。

9.2 消化管出血 gastrointestinal bleeding

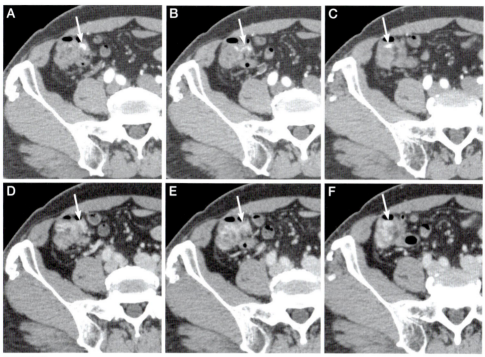

図9-9 80歳台男性　大腸憩室出血

造影 CT〔A～C：動脈優位相（A～C へ尾側レベル），D～F：実質相（D～F へ尾側レベル）〕　動脈優位相（**A～C**）で大腸憩室からの血管外漏出像が確認でき（→），実質相（**D～F**）でその血管外へ漏出した造影剤が広がっている（→）。

> **臨床メモ**
> 　消化管出血であることがわかっていても，**腹部超音波検査を行うべき**である。腹痛患者の診療では超音波検査を行い鑑別を考えるが，黒色便や吐血で来院する場合は，消化管出血を考えるので，超音波検査を省略してしまうことがある。しかしながら，前述（p.167）のごとく，**肝硬変の有無だけでも確認しておく必要はある**。

> **臨床メモ**
> 　**腎機能障害**の患者に対して，CT で造影剤を使用することについては前述（p.69）のとおりである。血液透析中の患者では，造影剤の使用が可能であることも述べたとおりであるが，**血液透析のスケジュール**に関しても変更する必要はない。造影剤を使用したからといって，1日前倒しにして透析する，午前の透析を造影剤を使用した後の午後にする，などの変更は不要である。

Part Ⅲ　救急診療における危機的な疾患

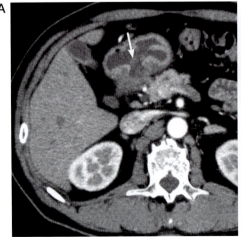
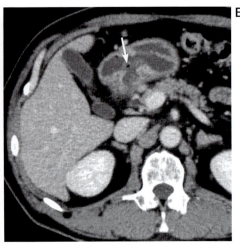

図9-10 40歳台男性　胃潰瘍

造影CT（A：動脈優位相，B：実質相）　吐血で救急搬送。動脈優位相（**A**）で胃前庭部に粘膜の欠損が認められ，胃潰瘍の存在が示唆される（→）。実質相（**B**）でも血管外漏出はみられず（→），現時点での活動性の出血はみられない。

> **臨床メモ**
>
> **ヨード造影剤にアレルギーがある**なら，他の造影剤で代用できないだろうか。過去にはMRIの造影剤であるガドリニウム製剤を用いることがあったものの，CTや血管造影を行う十分な量を使用することはできない。
>
> 血管造影であれば，二酸化炭素を陰性造影剤として使用することは可能である。ただし，陽性造影剤（ヨード造影剤）ほど，細かな血管を描出させることはできない。

> **臨床メモ**
>
> 腎機能が廃絶している血液透析中の患者に対して，ヨード造影剤の使用が可能なことは前述のとおりであるが，MRIで使用するガドリニウム造影剤の場合は，それとは別に考えなくてはならない。
>
> 腎機能障害患者では体内にガドリニウムが蓄積され，**腎性全身性線維症**（NSF）[*3]を発症することがわかっており，腎機能障害患者には，ガドリニウム造影剤の使用を控える。特に一部の製剤はNSFをきたしやすいことがわかっている。

*3　nephrogenic systemic fibrosis

腸管虚血 mesenteric ischemia

> **その後の対応** **出血性胃十二指腸潰瘍を見つけたら？**
>
> ① バイタルサインの確認，② 血液検査所見，身体所見（直腸診）の確認，③ 輸血の準備，④ 緊急内視鏡的止血術の準備，④ IVR への連絡（潰瘍に接して動脈が走行している，もしくは仮性動脈瘤が認められる場合は，内視鏡的止血術は困難），⑤ 再構成画像の作成により血管解剖を明瞭化

> **その後の対応** **食道胃静脈瘤破裂による出血を見つけたら？**
>
> ① バイタルサインの確認，② 血液検査所見，身体所見（直腸診）の確認，③ 輸血の準備，④ 緊急内視鏡的止血術（EVL[*4]）の準備，⑤ SB チューブ[*5] の準備，⑥ 再構成画像の作成により血管解剖を明瞭化

*4 endoscopic variceal ligation
内視鏡的静脈瘤結紮術，内視鏡で静脈瘤を輪ゴムで止める。

*5 Sengstaken–Blakemore tube
食道および胃静脈瘤破裂に伴う出血に対し，圧迫止血するためのバルーン付きのチューブ。近年では EVL が主体となっており，使用されることはまれ。

> **その後の対応** **下部消化管出血を見つけたら？**
>
> ① バイタルサインの確認，② 血液検査所見，身体所見（直腸診）の確認，③ 輸血の準備，④ ショックであれば緊急内視鏡的止血術・IVR の準備，⑤ ショックでなければ，翌日に内視鏡検査ができるように準備，⑥ 再構成画像の作成により血管解剖を明瞭化

9.3 腸管虚血 mesenteric ischemia

腸管の血流障害をきたす疾患は 5 つに分類でき，① **上腸間膜動脈**（SMA）**閉塞症**〔血栓塞栓症（**図 9-11**），単独解離（**図 9-12**），急性大動脈解離に伴う閉塞（**図 9-13**）〕，② **上腸間膜静脈**（SMV）**血栓症**，③ **非閉塞性腸間膜虚血症**（NOMI[*6]）（**図 9-14**），④ **絞扼性腸閉塞**（strangulation）（**図 9-15**），⑤ **虚血性大腸炎**（**図 9-16**）があげられる。

*6 non-occlusive mesenteric ischemia

SMA の血流が閉塞すれば，腸管を栄養することができず腸管壊死に陥る。腹腔動脈は主に胃・十二指腸を，SMA の血流は主に小腸および上行結腸・横行結腸を，下腸間膜動脈（IMA）の血流は主に下行結腸および S 状結腸・直腸を栄養している。

① **上腸間膜動脈**（SMA）**閉塞症**は，塞栓や血栓により SMA が閉塞する病態である。中枢側では，腹腔動脈と SMA がアーケードを形成しているが，これより

Part Ⅲ 救急診療における危機的な疾患

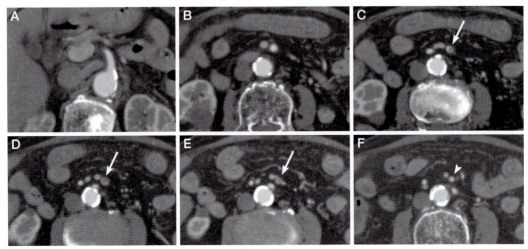

図 9-11 60 歳台男性　上腸間膜動脈（SMA）塞栓症
造影 CT（A〜F へ尾側レベル）　SMA の増強効果がリング状に欠損しており，塞栓による閉塞が示唆される（→）。ただし，その遠位は，側副血行路により増強効果が保たれている（▷）。

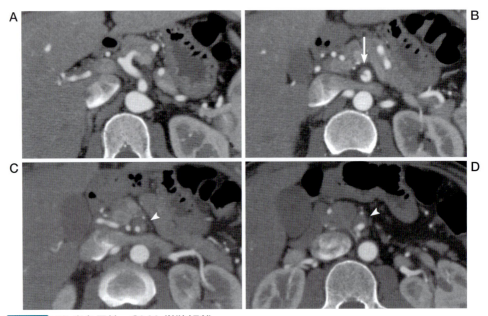

図 9-12 50 歳台男性　SMA 単独解離
造影 CT（A〜D へ尾側レベル）　SMA は分岐部は正常であるが，解離が認められ（→），偽腔は閉塞して血栓化している（▷）。そのため真腔が狭小化している。

9.3 腸管虚血 mesenteric ischemia

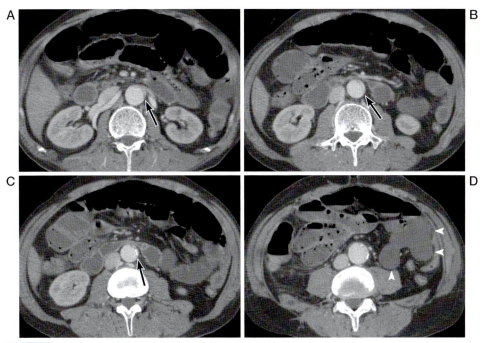

図 9-13 70歳台男性　急性大動脈解離による腸管血流障害
造影CT (A〜Dへ尾側レベル)　腹部大動脈には解離が認められ，真腔は扁平化している (→)。真腔から分岐したSMAの血流が低下し，腸管粘膜の増強効果も低下している (▷)。

> **臨床メモ**
> - 上腸間膜動脈 (SMA) に**塞栓**を認めた場合は，その原因として**心臓の評価**も必要になる。塞栓症の場合は，心臓からの塞栓の可能性を否定する必要がある。心電図で心房細動の有無や心臓超音波検査で左房内血栓の有無を否定する必要がある。腹部造影CTでは心臓までスキャンされていることが多いので，CTで左房内血栓の有無も確認しなければならない。
> - 上腸間膜動脈の**血栓症と塞栓症**とでは，生じやすい部位が若干異なる。塞栓症の場合は，分岐から数cm遠位に生じることが多く，血栓症では分岐直下に存在していることが多い。ただ，病態として，**腸管血流障害を考慮する**という意味では同じであり，腸管血流障害があれば，緊急手術が必要になる。
> - 上腸間膜動脈閉塞症が**急性大動脈解離の進展**に伴い生じている場合，その偽腔と真腔との交通を作製する**開窓術 (fenestration)** により腸管血流を保つことができる場合がある。

Part Ⅲ 救急診療における危機的な疾患

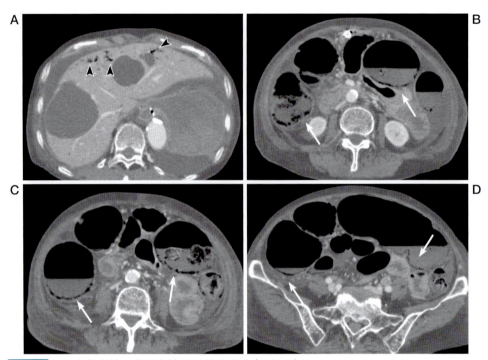

図 9-14 70歳台女性　非閉塞性腸間膜虚血症（NOMI）

造影 CT（A～D へ尾側レベル） 腸管は拡張しており，壁内気腫を伴っている（→）。壁内気腫は門脈を経由し，肝内に達している（門脈気腫症）（▶）。SMA の血流は保たれていること，正常腸管が存在していることから，NOMI の可能性が示唆される。

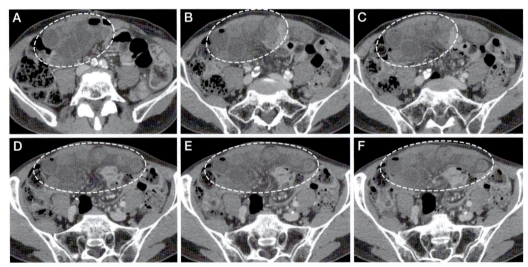

図 9-15 60歳台女性　絞扼性腸閉塞

造影 CT（A～F へ尾側レベル） 腸管の絞扼により，一部の腸管の増強効果は消失しており（**破線円内**），腸間膜脂肪組織濃度は上昇している。手術所見では腸間膜が癒着バンドによりねじれ，絞扼が生じていた。

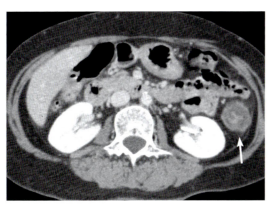

図 9-16 70歳台男性　虚血性大腸炎

造影 CT　下行結腸は全周性に浮腫が認められ(→)，周囲脂肪組織濃度が若干であるが上昇している。虚血性大腸炎に典型的な所見である。

末梢に閉塞が及んでしまうと，腹腔動脈からの側副血行路が効果を発揮することができず，腸管虚血に陥る。末梢側だけの閉塞では，辺縁動脈が存在するため，隣接した腸間膜動脈の血流が途絶えても腸管虚血にはならない。直動脈が閉塞すれば腸管は虚血に陥る。血栓や塞栓以外に，動脈解離によって血流障害が出現すれば腸管虚血に陥る。大動脈解離の進展による血流障害や SMA が単独で解離したことによる血流障害が考えられる。

② **上腸間膜静脈**(SMV)**血栓症**の頻度は少ないものの，急性閉塞を生じると腸管がうっ滞し，最終的には腸管虚血に陥る。徐々に閉塞に至る場合は，側副血行路が発達するため腸管虚血に陥ることはない。門脈本幹が閉塞するような場合は，細かな血管が周囲に増生し，cavernous transformation(海綿状変化)とよばれる。SMV 血栓症は，肝硬変で門脈圧が亢進している場合や，急性膵炎などで周囲に炎症を生じた場合に生じやすい。

③ **非閉塞性腸間膜虚血症**(NOMI)は単独で突然発症することは少なく，何らかの重篤な基礎疾患に伴って生じることが多い。循環不全の状態から腸管血流が全体的に低下し，部分的に腸管虚血に陥る。腸管虚血に連続性はなく，斑状に腸管虚血が生じていることになる。単純 CT では診断できない。腸管の造影効果を丹念に確認し，その不染腸管の不連続性や SMA の造影効果を確認する。

④ **絞扼性腸閉塞**は，小腸閉塞(SBO[*7])や大腸閉塞(LBO[*8])のなかでも，腸管虚血から腸管梗塞に陥る状態であり，緊急性を要する。外ヘルニア嵌頓，内ヘルニア嵌頓，捻転，いずれも closed loop(図 9-17A)を形成するため腸間膜動静脈が狭い部分を通過することになるので，この狭窄部位で血流が遮断される(図 9-17B)。動静脈を比較すると，壁外からの圧排により閉塞しやすいのは静脈である。したがって，静脈への血流障害から発症する。静脈うっ滞から腸管浮腫を招き(図 9-17C)，腸管はうっ血し圧が高くなることにより動脈からの供給もな

[*7] small bowel obstruction

[*8] large bowel obstruction

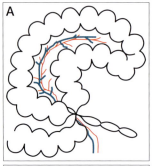

A：正常 腸間膜動脈（赤）から腸管に血流が供給され，腸間膜静脈（青）へと灌流する。Closed loop（両端が閉鎖された腸管ループ）があっても，その狭くなった部分で動静脈の血流障害がなければ，腸管の血流障害は生じない。

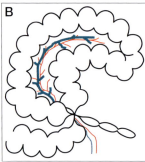
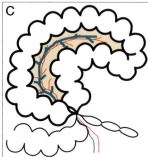
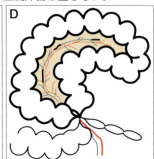

図 9-17 腸管の血流障害

B：腸間膜静脈血流障害，C：腸管うっ血，D：腸管壊死 狭小化した部分で血流障害を生じやすいのは，血管壁が薄い静脈であり，動脈の血流は保たれている。静脈に流れにくくなると closed loop 内の静脈が拡張する。腸管の血流障害は生じていない。Closed loop without ischemia の状態である（**B**）。腸間膜静脈の血流うっ滞が進行して，腸間膜内へ染み出してくる結果，腸間膜脂肪織濃度は上昇し，腸管壁にも浮腫が生じる。この状態のときに原因（ヘルニア嵌頓やねじれなど）を観血的に解除できれば腸管切除を免れることができる。Closed loop with ischemia の状態である（**C**）。さらにうっ血が進行すると，動静脈の血流が消失する。腸管の造影効果は消失し，腸管壁内にガス像が生じる（壁内気腫）。また静脈内にもガスが出現する。Closed loop with infarction の状態である（**D**）。

くなり，最終的に壊死に陥る（図 9-17D）。壊死に陥ると，腸管壁内気腫が生じ，次いで上腸間膜静脈内に気腫が生じる（図 9-18）。さらには，門脈気腫が生じることになる。

静脈うっ滞から腸管浮腫の時点で絞扼を解除することができれば，腸管切除を免れることができるので，画像診断としてはその時点で発見することが目標である。

⑤ **虚血性大腸炎**は，腸間膜動脈の主幹部には器質的な閉塞はないものの，末梢において血流が十分に供給できていない状態であり，主に下腸間膜動脈領域に発生する。下行結腸やS状結腸などの全周性浮腫と周囲脂肪組織濃度の上昇が主体であり，基本的には腸管安静で改善することが多い。しかしながら，一部には壊死型虚血性大腸炎（図 9-19）といわれる病態があり，その場合は壊死腸管を

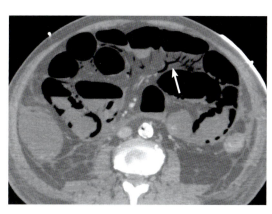

図9-18 80歳台男性　腸管壊死に伴う上腸間膜静脈内の気腫

造影CT　腸管壁の増強効果は消失しており，壁内に発生した気腫が上腸間膜静脈内に入り込んでいる（→）。

切除しなければ，下部消化管穿孔と同様に敗血症性ショックから致死的になるので，早期診断・早期治療が必要である。

> **その後の対応　腸管虚血を見つけたら？**
>
> 腸管虚血は，時間の経過とともに腸管壊死に至るため緊急で虚血の介助が必要である。
> ①バイタルサインの確認，②血液検査所見，身体所見の確認，③緊急虚血解除術（原因によって異なる。SMA塞栓に対する吸引・溶解・血管形成，SMA解離に対する血管形成，ヘルニア嵌頓や捻転に対する腹腔鏡下解除術など，壊死があれば腸管切除術）の準備，④再構成画像の作成により血管解剖を明瞭化

> **臨床メモ**
>
> 上腸間膜静脈（SMV）血栓症（もしくは門脈血栓症）が慢性経過で生じた場合には，上腸間膜静脈および脾静脈からの血液が側副血行路から肝臓へ還流することができる。門脈本幹周囲に微細な静脈が発達し，拡張蛇行した状態になる。これをcavernous transformation（海綿状変化）とよんでいる。

Part Ⅲ 救急診療における危機的な疾患

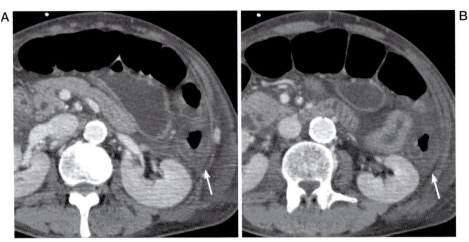

図9-19 80歳台男性　壊死型虚血性大腸炎

造影CT（BはAの尾側レベル）　下行結腸に浮腫性変化がみられる（→）が，粘膜の増強効果が消失しており，周囲には腹水の貯留もみられる。単なる虚血性大腸炎ではなく，壊死型虚血性大腸炎に至っていると思われる。

> **臨床メモ**
> 　**腸管壁内気腫**を発見した場合は，**腸管壊死**の可能性を考えなくてはならないが，壁内気腫自体は腸管壊死がなくても認められることがある。腸管炎症が高度であったり，腸管内圧の上昇があったりすると生じるので，必ずしも腸管壊死を示唆するわけではない。ただ，**腸管気腫**を認めた場合は，臨床経過・臨床所見などを含めて十分に評価し，積極的治療介入は不要となった場合でも，経過を確認するべきである。

9.4 急性虫垂炎 acute appendicitis

　急性虫垂炎は，非常に頻度が高く，外科的治療が必要になることも多い急性腹症の1つであるが，正確に診断されていれば，致死的になることは少ない。血液検査や身体所見だけでは，確定診断することが困難であり，画像診断を必要とする。本来，腹痛の診断は超音波検査が主体であるが，超音波検査を系統的に習熟する機会が少ない影響なのか，夜間休日では特にCTで診断されることが多い。急性虫垂炎は病理学的にはカタル性（catarrhalis），蜂窩織炎性（phlegmonous），壊疽性（gangrenous）に分けられる。外科的治療としては現在ではinterval appendectomy[*9]の考え方が主流となりつつある。

＊9　急性期には抗菌薬や経皮ドレナージなどで炎症を抑え，後日炎症改善後に虫垂切除を行う方法。

9.4 急性虫垂炎 acute appendicitis

CTでは，まずは虫垂自体を同定することが重要である．虫垂は盲腸から分岐するが，その方向は一定ではない(図9-20)．近年のCTでは薄いスライス(3 mm前後)で再構成されるため，同定も以前に比較して容易になった．虫垂を同定するコツとしては，まずは上行結腸を下腹部へたどり，回盲部を同定する．そうすると，盲腸が同定できるので，**盲腸から分岐する管腔構造で，盲端に終わる構造物を同定する．これが，虫垂である**(図9-21)．虫垂が同定できれば，虫垂の腫大・壁の肥厚(図9-22)，造影効果の増強，腹水の有無，糞石の有無(図9-23)で炎症が存在するか判定する．さらに，周囲の膿瘍形成(図9-24)のみならず，腸管外ガス像，虫垂粘膜の途絶などから重症度を考える．

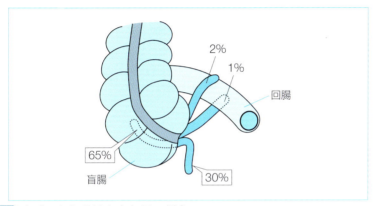

図9-20 虫垂の主な分岐方向とその割合

Clemente CD. Anatomy, North American Edition：A Regional Atlas of the Human Body. 6th ed. Wolters Kluwer Health, 2010. Fig 302.2. The Appendix：Variations in Location より作成

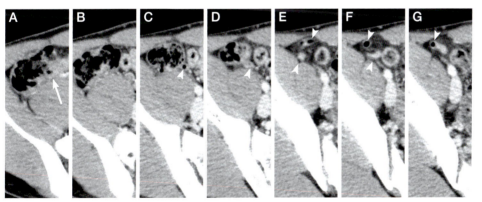

図9-21 30歳台男性　正常の虫垂
造影CT(A～Gへ尾側レベル)　虫垂は，回盲部(→)よりも尾側(盲腸)から分岐(▷)し，盲端になっている．

Part Ⅲ 救急診療における危機的な疾患

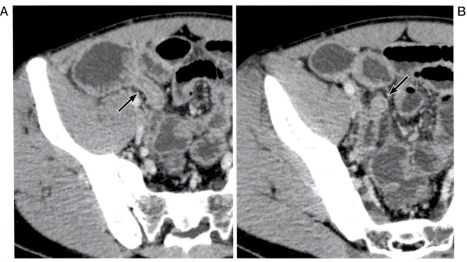

図9-22 40歳台男性　急性虫垂炎（蜂窩織炎性）
造影CT（BはAの尾側レベル）　虫垂（→）は腫大しており、粘膜は肥厚している。周囲脂肪組織濃度の上昇もみられる。

> **臨床メモ**
> 　**急性虫垂炎の治療方針**として、以前は夜間でも緊急手術を行うことが多々あったが、近年では interval appendectomy として、いったん炎症反応を改善させた後に時間をおいて、虫垂切除を行うことが広まってきた。施設によって考え方の違いはあるものの、診断は正確かつタイムリーに行うことが求められる。

> **臨床メモ**
> 　**腹痛の原因検索**をして、まず行うべきは**超音波検査**である。十分に習熟していないとしても、腹腔内液体（fluid）貯留の有無、腸管（intestine）の拡張や腸管内の fluid の貯留など、後腹膜（retroperitoneum）（特に腹部動脈瘤の有無）、結石（stone）（胆道系および尿路系）の有無、管（tract）の拡張（胆道系および尿路系）の有無だけでも確認するべきであり、これらの頭文字から"FIRST"とよんでいる。

9.5 腹腔内出血 intra-abdominal hemorrhage

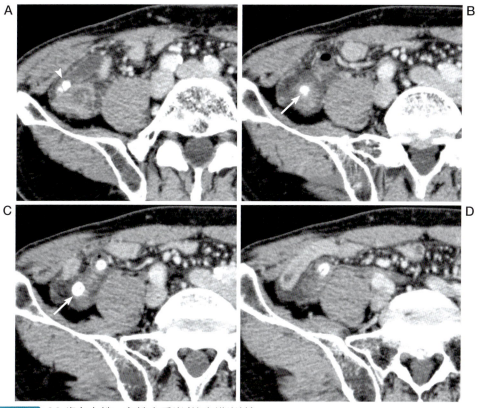

図 9-23 60歳台女性　急性虫垂炎（蜂窩織炎性）
造影 CT（A～Dへ尾側レベル）　虫垂には浮腫がみられ，虫垂根部には糞石が存在して（→）おり，周囲脂肪組織濃度の上昇が認められる。本症例では虫垂先端（▷）にも糞石が存在している。

その後の対応　急性虫垂炎を見つけたら？

- 急性虫垂炎は程度によって治療方針が異なる。
  ① バイタルサインの確認，② 血液検査所見，身体所見の確認，③ 血液培養検査と抗菌薬の投与，④ 膿瘍形成があれば膿瘍ドレナージの準備

9.5　腹腔内出血 intra-abdominal hemorrhage

　腹腔内出血は腹腔内液体貯留の有無をまずは判定することである。患者が搬送された際にまず確認するのはバイタルサインであり，意識・呼吸・循環の状態を

Part Ⅲ 救急診療における危機的な疾患

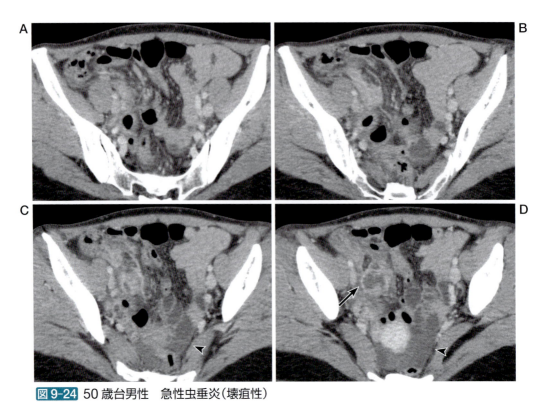

図9-24 50歳台男性　急性虫垂炎（壊疽性）

造影CT（A～Dへ尾側レベル）　虫垂の形状は確認できなくなっており，右下腹部には膿瘍形成がみられる（→）。骨盤内には腹水貯留がみられる（▶）。壊疽性虫垂炎で膿瘍を形成し，炎症に伴い腹水が貯留しているためと考えられる。

把握する。その際に循環状態が不安定であるならば，即座に静脈路を確保し急速輸液を行いながら，その原因を検索する。原因を検索するためにいきなりCTということはなく，初療室で処置をしながら検査を行うことになる。その際の超音波検査で腹腔内液体貯留は判明しているであろう。輸液などで循環状態が安定したのちにCTを施行することになる。

　CTにおける腹腔内出血の原因検索としては，単純CTを施行していれば，それがキーとなることがある。腹腔内出血は，肝硬変などに伴う漏出性の腹水と異なり，細胞成分に伴い吸収値が上昇する。漏出性腹水であるならば，水成分と同様であるので，膀胱内の吸収値や胆囊内の吸収値と同等であり，CT値でいえば，0～20 HU[*10]程度であるが，腹腔内出血であれば，これが30～40 HU程度に上昇する。その分布からおおよその出血の部位を推定することができる。循環状態から，時間的猶予がなければ，単純CTを省略することも可能である。むしろ時間がなければ積極的に省略する。ただし，前回造影CTを施行してから時間

[*10] Hounsfield unit（ハンスフィールド単位）
CT値の単位で，発明者の名前から。

9.5 腹腔内出血 intra-abdominal hemorrhage

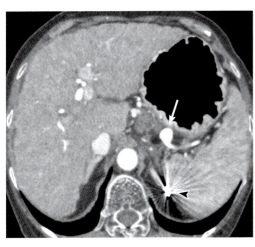

図 9-25 60歳台女性　脾動脈瘤
造影 CT　脾動脈本幹に動脈瘤の形成が認められる(→)。肝臓は表面の凹凸が不整で肝硬変の存在が示唆される。既往として, BRTO(バルーン下逆行性経静脈塞栓術)があり, その際に使用した金属コイルが認められる(▶)。

が経過していないような場合は, 単純 CT を施行しておくべきである。造影 CT に関しては, 出血源の検索のために急速注入での撮像(ダイナミック)を行うべきである。動脈優位相と実質相もしくは平衡相を撮像することにより, 出血源の検索を行うことができる。

原因としては, ① **内臓動脈瘤破裂**, ② **腫瘍破裂**, ③ **急性膵炎や術後の出血**, ④ **婦人科系出血** などがあげられる。いずれにしても現在進行形で出血が続いている場合は, 造影剤の血管外漏出像として描出され, 早急に止血術を行う必要がある。出血の原因によって, 対応する診療科や方法(手術や IVR など)が異なるため, 出血源を検索することは重要である。また, 血管外漏出像がみられない場合でも, 早急に処置を要することがあるため注意しなくてはならない。

① **内臓動脈瘤破裂** としては, 脾動脈瘤(図 9-25)破裂が最多であり, 動脈優位相で動脈瘤を同定することが重要である。血管外漏出像がなくても, この周囲に血腫が多い, もしくはサイズが大きい場合は, 緊急で動脈瘤への血流を遮断するべきである。方法としては, 開腹での動脈瘤切除と IVR で動脈瘤塞栓術が選択される。いずれにしても多断面再構成画像を作成しておくと治療に役立つ。その他の動脈瘤破裂として, 膵頭部周囲の動脈瘤破裂があげられる。腹腔動脈起始部狭窄に伴い肝血流が低下し, これを補うように SMA からの血流が増加するため, 膵頭部のアーケードに血流の負担がかかり(仮性)動脈瘤が形成され, ついにはこれが破裂して出血する(図 9-26)。出血に対しては, 経カテーテル的に動脈瘤の塞栓術を行うことになるため, 前述のよう多断面再構成画像を作成するとよい。

また, 分節性動脈中膜融解症(SAM)[11] も存在することがある。

[11] segmental arterial mediolysis
動脈の中膜が融解することで血管壁が脆弱となり, 多発瘤を呈する。これが破裂することによる腹腔内出血をきたす。

Part Ⅲ　救急診療における危機的な疾患

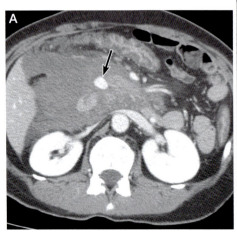
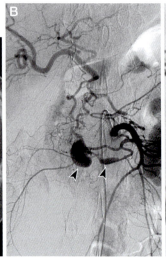
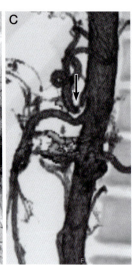

図9-26 50歳台男性　膵頭部動脈瘤破裂

A：造影CT，B：血管造影，C：CT(VR像)　造影CT(**A**)では右季肋部を中心として血腫が広がっており，膵頭部に動脈瘤(→)が認められる。血管造影(**B**)ではSMAの造影で，膵頭部のアーケードが発達しており，動脈瘤の形成が確認できる(▶)。さらに胃十二指腸動脈を介して肝動脈が描出されている。本来の腹腔動脈からの血流が低下しているためであり，正中弓状靱帯症候群(MALS)の存在が示唆される。3D-CTA(**C**)でも腹腔動脈起始部の狭窄が確認できる(→)。

---

*12 transcatheter arterial chemoembolization

*13 n-butyl-2-cyanoacrylate
シアノアクリレート系の液状永久塞栓物質で，リピオドールと混和して使用する。

*14 median arcuate ligament syndrome

② **腫瘍破裂**としては，肝細胞癌破裂(図9-27)，腎血管筋脂肪腫破裂(図9-28)が多い。肝細胞癌が，肝表面に突出している場合，破裂して出血しやすい。その場合，通常の肝細胞癌に対する肝動脈化学塞栓療法(TACE)*12と同様にカテーテルを用いて，責任血管を選択する。そして，これをゼラチンスポンジ細片で塞栓する。腎血管筋脂肪腫は仮性動脈瘤を形成しやすく，出血を繰り返しやすい。責任血管を同定し，破綻部位を金属コイルやNBCA*13で塞栓することが多い。

> **臨床メモ**　**腹腔動脈起始部狭窄**は，正中弓状靱帯症候群(MALS)*14で生じることが多い。腹腔動脈の血流が乏しいため，SMAから下膵十二指腸動脈(IPDA)→前後の下膵十二指腸動脈(AIPDA・PIPDA)→前後の上膵十二指腸動脈(ASPDA・PSPDA)→胃十二指腸動脈(GDA)という順に肝血流が補われ，総肝動脈に関しては通常とは反対方向の血流となり，左胃動脈や脾動脈の血流が補われる。

9.5 腹腔内出血 intra-abdominal hemorrhage

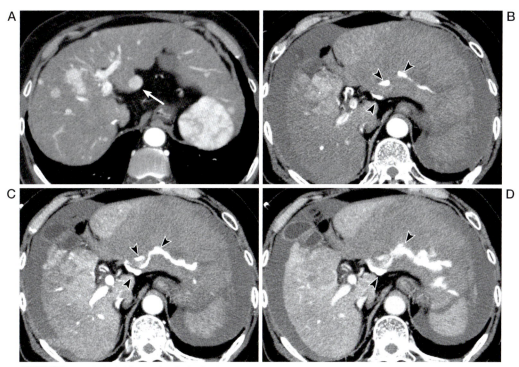

図 9-27 60 歳台女性　肝細胞癌破裂
造影 CT(**A**：1 か月前，**B**：動脈優位相，**C**：門脈相，**D**：平衡相)　1 か月前の CT(**A**)では肝周囲には腹水は認められない。肝内には複数の早期濃染が認められ，肝細胞癌の存在が示唆される。腹痛発症時の造影 CT(**B〜D**)では，血管外漏出像が認められ，経時的に広がっている(▶)のがわかる(**B → C → D**)。1 か月前の肝臓から突出する腫瘍(→)が破裂して，腹腔内出血をきたしていると考えられる。腹水は血性腹水であることが想像される。

③ **急性膵炎**では膵液の漏出に伴い，膵酵素で血管損傷をきたし，仮性動脈瘤を形成する(図 9-29)ことがあり，これが破裂することで出血を引き起こす。同様に**術後に膵液瘻が存在**していると，仮性動脈瘤を形成し腹腔内出血につながる(図 9-30)。入院中にドレーンが血性になってきた場合は，早急に CT で原因を

> **臨床メモ**　MALS の患者で膵臓のアーケードの血流増加に伴い動脈瘤が生じ破裂した場合，瘤自体の切除もしくはコイル塞栓術が必要になるが，その処理だけでは，他の血管に負担が回るだけで別の場所に動脈瘤を形成する可能性がある。したがって，**正中弓状靱帯の切離を行い腹腔動脈に順行性の血流を回復する**ことが理論上は求められる。しかし，実際には手術は施行しないままでも再発しないという報告も多い。

Part Ⅲ 救急診療における危機的な疾患

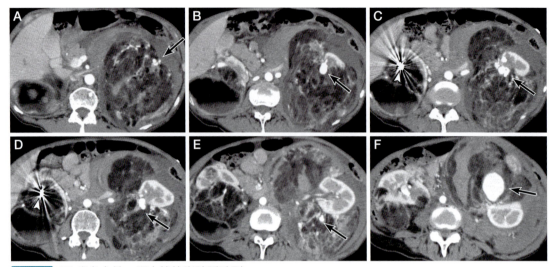

図9-28 50歳台女性　腎血管筋脂肪腫破裂

造影CT（A〜Fへ尾側レベル）　両側腎臓に脂肪を含む大きな腫瘍が認められる．腎臓に接して動脈瘤が複数認められ（→），うち，径の大きなものは今回の破裂により出血したと考えられる．左腎臓周囲には血腫が認められる．腎臓の腫瘍のなかで，腎血管筋脂肪腫（AML）は良性腫瘍であるが，本症例のように動脈瘤を形成して出血をきたすことがある．右腎臓の金属（▷）は，以前の出血に対して塞栓術を施行した際のコイルを見ていると考えられる．

> **臨床メモ**
> 　腎血管筋脂肪腫（AML）では，仮性動脈瘤を形成して後腹膜に出血することがある．後腹膜出血なので，大きく広がって致死的になることは少ないが，仮性動脈瘤自体は再破裂の可能性があるため，治療が必要になる．AMLそのものを切除する方法はあるが，多数存在している，もしくは大きくて腎臓を占拠しているような場合は，選択的に動脈瘤だけを**経動脈的にカテーテルを用いて塞栓**する．

> **臨床メモ**
> 　**急性膵炎**に限らず，術後でも膵液が動脈壁に接していると細胞傷害から血管損傷をきたし，出血することがある．多くは**仮性動脈瘤を形成**するが，仮性動脈瘤の壁は真性動脈瘤と異なり，瘤壁が血栓で覆われているだけなので，治療としては瘤内のコイルパッキングは困難である．したがって，仮性動脈瘤の前後を**コイルで塞栓する孤立化**（isolation）が必要になる．

検索する。出血源検索のため動脈優位相は重要である。この際に手術に伴う金属が造影剤の高吸収と区別しにくいことがあるため、単純CTを施行しておくとよい。

④**婦人科系の出血**としては、卵巣出血や子宮外妊娠破裂があげられる。子宮外妊娠破裂は、妊娠反応陽性と腹腔内出血により診断可能であり、CTを施行しないままに診断がなされることが多い。例外的に、多胎妊娠であり、超音波で子宮内に胎嚢が確認できるにもかかわらず、腹腔内出血が確認される場合がある。

> **その後の対応　腹腔内出血を見つけたら？**
>
> ・腹腔内出血は、遊離腹腔内に出血するため自然止血を得られにくいため、止血術を行うのが基本である。
> ①バイタルサインの確認、②血液検査所見、身体所見の確認、③輸血の準備、④緊急止血術（原因によって異なるが、IVRが適応になることが多い）の準備、⑤多断面再構成画像の作成により血管解剖を明瞭化

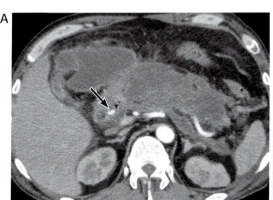
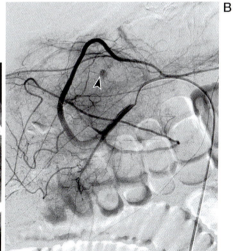

図9-29 50歳台男性　急性膵炎による仮性動脈瘤形成
A：造影CT、B：血管造影　造影CT（**A**）では、急性膵炎に伴い膵臓には液体貯留（仮性嚢胞）が認められる。膵頭部において、動脈瘤が確認でき（→）、急性膵炎に伴う仮性動脈瘤の形成と考えられる。血管造影（**B**）では、胃十二指腸動脈造影を行うと膵頭部に動脈瘤の形成が確認（▶）でき、これを塞栓する必要がある。

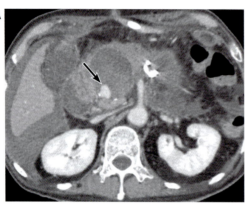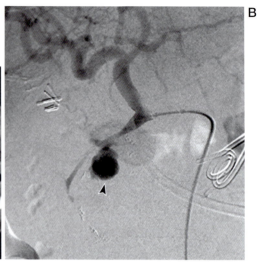

図 9-30 60 歳台男性　膵頭十二指腸切除後における膵頭部仮性動脈瘤

A：造影 CT，B：血管造影　術後膵液瘻に伴いドレーンが血性になったため造影 CT を施行。造影 CT（**A**）では膵頭部に仮性膵囊胞の形成（→）がみられ，緊急血管造影を施行した。血管造影（**B**）では，胃十二指腸動脈に仮性動脈瘤がみられた（▶）。手術での断端部が膵液瘻に伴い出血をきたしたと考えられる。

文献

1) Oguro S, Funabiki T, Hosoda K, et al. 64-Slice multidetector computed tomography evaluation of gastrointestinal tract perforation site: detectability of direct findings in upper and lower GI tract. Eur Radiol 2010; 20: 1396-1403.　PMID: 19997849
2) Sengupta N, Tapper EB, Feuerstein JD. Early versus delayed colonoscopy in hospitalized patients with lower gastrointestinal bleeding: a meta-analysis. J Clin Gastroenterol 2017; 51: 352-359.　PMID: 27466163

コラム　尿管結石の診断だけでよかったか？（帰してしまった患者②）

　右腰痛で救急受診をした 50 歳台の女性。以前にも同様の症状で，他院の救急外来を受診し尿管結石と言われたことがある。尿検査を行い潜血陽性で，腹部単純 CT で右尿管下端に結石が確認された。NSAIDs を使用し症状が改善したため帰宅とした……。

　1 年後に左腰痛で救急外来を受診した。同様に検査を行い，左尿管結石がみられ，さらに，右腎臓には腫瘍が確認された。振り返って 1 年前の単純 CT を見直したところ，その時点から小さな腫瘤が存在していた。

　1 つの診断が見つかると，それで満足してしまい，それ以上の読影をやめてしまうことがある。腰痛の部位と結石の位置を考えると，もう少し深読みしてもよかったのではないか。またフォローされるようにきちんと整えるべきであっただろう。救急外来は，急を要する場ではあるが，その場しのぎの診療で終わらないように気を付けなければいけない。

症例問題
腹部(C1〜23)

症例問題　腹部

 Case 1　80歳台男性　突然の上腹部痛で救急搬送。

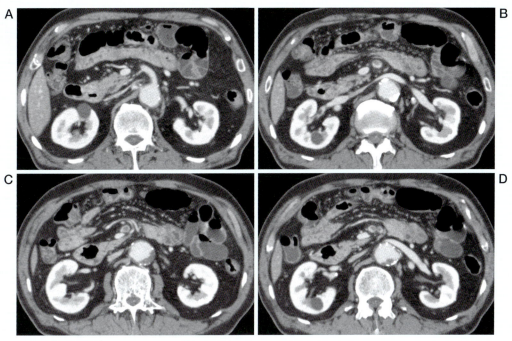

A〜D：造影CT

 Q　異常所見はどこで，原因をどう考えるか？

Part Ⅲ 救急診療における危機的な疾患

Case 1

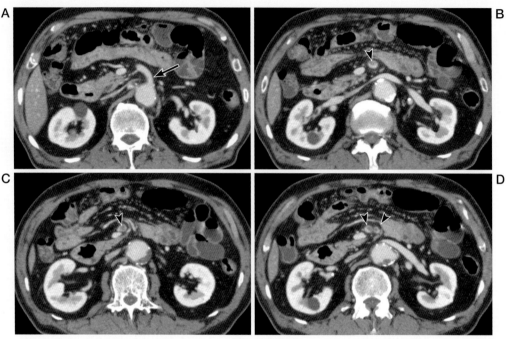

A～D：造影 CT（設問と同一）

正解　上腸間膜動脈（SMA）の起始部には異常所見はみられない（→）が，その直後から SMA 内腔の造影欠損が認められる（▶）。分枝の血流も低下しているようである。SMA 塞栓症と考えられる。SMA 塞栓症は，症状（突然の激しい腹痛）に比して，画像所見に一見乏しいという特徴がある。発症早期に病院に受診するため，腸管虚血があっても変化を生じる前である可能性がある。また，塞栓部位によっては，腹腔動脈系や下腸間膜動脈系からの血流で補われたり，SMA の辺縁動脈などからの血流で腸管壊死に陥っていないことも，CT での変化が現れにくい要因となっている。

　原因として，心房細動などによる左房内血栓が塞栓をきたした可能性を確認するため，腹部 CT であっても心房がスキャンされているのであれば，左房内血栓を確認する。また心電図や心臓超音波検査などを行い，血栓が存在していないか確認する必要がある。

症例問題 腹部

Case 2

70歳台男性　突然の上腹部痛で救急搬送。

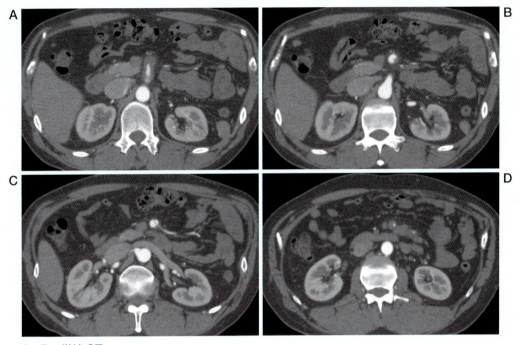

A〜D：単純CT

Q 異常所見はどこで，注意すべき合併症は？

Part III 救急診療における危機的な疾患

Case 2

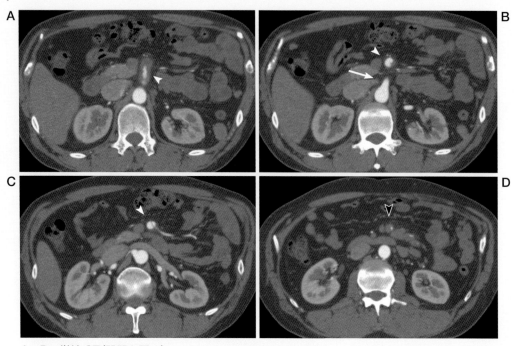

A〜D：単純 CT（設問と同一）

上腸間膜動脈（SMA）の起始部には異常所見はみられない（→）が，その直後から解離の所見が認められる（▷）。末梢の真腔の血流は途絶している（►）。SMA が単独で解離しているだけであれば，保存的に経過観察が可能である。基本的に，SMA の解離が生じても辺縁動脈の存在や腹腔動脈系から膵臓のアーケードを介した血流が存在するために，腸管血流障害を生じることは少ないが，腸管血流障害をきたしている場合は，腸管切除が必要になるので，合併症として腸管虚血に注意しなければならない。

症例問題

腹部（C1〜23）

症例問題 腹部

Case 3
70歳台女性　腹部違和感で受診。

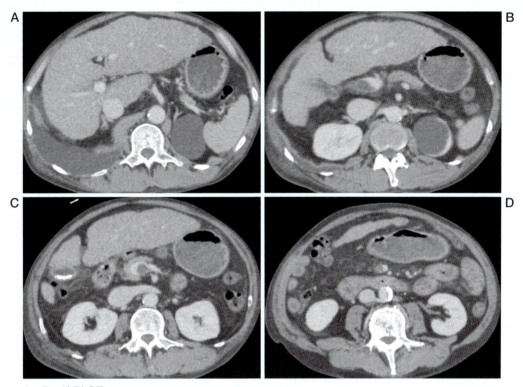

A〜D：造影CT

 異常所見はどこで，原因をどう考えるか？

Part Ⅲ 救急診療における危機的な疾患

Case 3

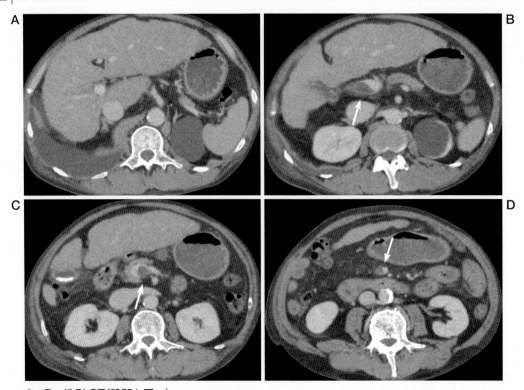

A〜D：造影CT（設問と同一）

正解

　肝臓の形状は，表面に凹凸がみられ，左葉が腫大し右葉が萎縮している．肝硬変の所見である．門脈から上腸間膜静脈（SMV）にかけて造影欠損が認められ（→），SMV血栓症の所見である．SMV血栓症は，門脈圧亢進に伴い門脈血流の流れが遅い場合や急性膵炎などで周囲に炎症が存在しているときに生じやすい．本症例では肝硬変に伴い門脈圧亢進を生じて，その結果SMV血栓症が発症したと考えられる．したがって原因は門脈圧亢進症である．

　SMV血栓症が慢性経過で生じた場合，腸管血管障害をきたすことは少ない．しかしながら，急性に広範囲に生じた場合は，腸管血流はうっ滞し，腸管の浮腫がみられる．びまん性に腸管浮腫がみられる場合は，SMVを確認するようにしなければならない．

　上腸間膜動脈（SMA）から血栓溶解剤を動注する方法もあるが効果は乏しい．腸管がうっ血性壊死に陥っている場合は切除が必要になるので，開腹術が必要になり，回結腸静脈からカテーテルを挿入し，血栓溶解療法・血栓吸引療法などを行う方法もある．

症例問題　腹部

Case 4
60歳台女性　腹痛・嘔吐のため救急車で受診。

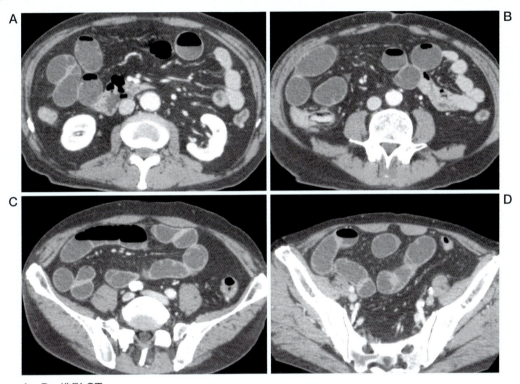

A～D：造影CT

 異常所見はどこで，原因をどう考えるか？

Part III 救急診療における危機的な疾患

Case 4

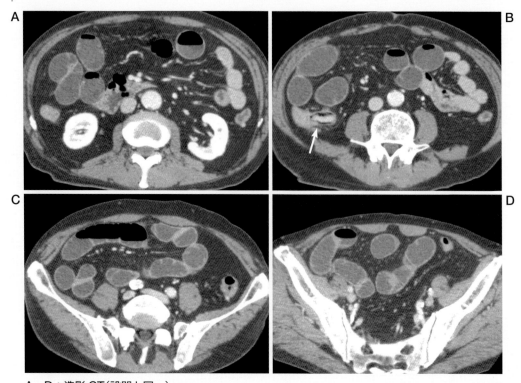

A～D：造影 CT（設問と同一）

　回盲部に比較的高吸収の固形物を認め（→），連続性に小腸の拡張を認める（この4枚の写真だけでは小腸の連続性の確認は困難である）。したがって，この固形物による通過障害の可能性を考える。腸間膜脂肪組織濃度の上昇はなく，腸管の浮腫もみられず，腸管血流低下は考えにくく，単純に小腸閉塞（small bowel obstruction：SBO）を考える。比較的高吸収の食事としては，もち，こんにゃく，昆布，うどんを考える。本症例ではもちが原因であった。

　多くの病院で画像検査は，フィルムではなくPACS*でモニター上で観察することが可能であり，スライスの断面の厚みは2～3 mmと薄いスライスで確認することができる。この程度の厚みであれば，拡張した腸管の連続性をたどることが可能である。これにより，急峻に口径差が存在する（caliber change）部位を同定し，その原因として，異物や腫瘍，圧排，癒着などの閉塞機転を判断する。

*picture archiving and communication system，医療用画像管理システム。
　読み方：ぱっくす。

症例問題　腹部

Case 5

80歳台女性　腹痛のため救急車で受診。

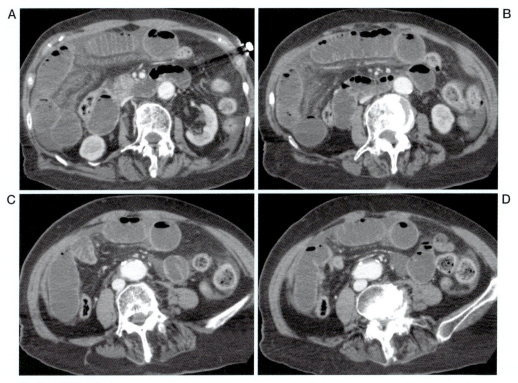

A～D：造影CT

 Q　異常所見はどこで，治療方針をどう考えるか？

Case 5

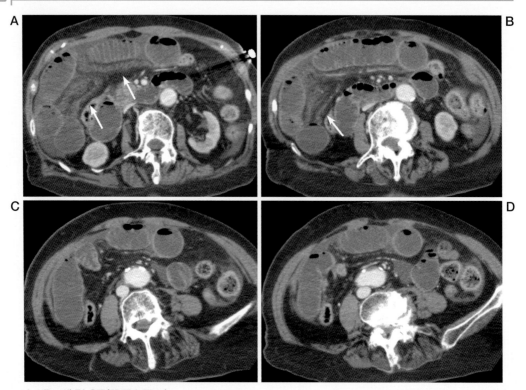

A〜D：造影 CT（設問と同一）

正解

　腸管拡張が認められ，拡張腸管の腸間膜脂肪組織濃度の上昇がみられる（→）。血流障害による所見と考えられ，拡張している腸管の連続性を確認すると closed loop（図 9-17 参照）を形成していた。絞扼性腸閉塞の所見であり，可及的速やかに開腹もしくは腹腔鏡で絞扼を解除しなければ，腸管切除が必要になる。絞扼性腸閉塞では，血液検査で GOT・クレアチンキナーゼ・乳酸などの上昇が生じる前に絞扼を解除することで，腸管切除を免れることができる可能性がある。これらの検査値が上昇しているということは，すでに腸管壊死が生じている可能性を考える。

　症例 4 のように，拡張した腸管を丹念に確認し，その連続性から閉塞部位を同定する。閉塞部位を同定しても，拡張腸管がそのほかにも存在しているのであれば，その腸管についても連続性を確認する。前者の閉塞部位と後者の閉塞部位とが近接している場合は，closed loop の可能性を考える。Closed loop が存在していると，腸間膜静脈が閉塞し，腸間膜と腸管の浮腫をきたし，最終的に動脈血流も低下し，腸管壊死に至る。この過程の早い段階で診断することが求められる。

症例問題 腹部

Case 6
70歳台女性　左側腹部痛と下血で受診。

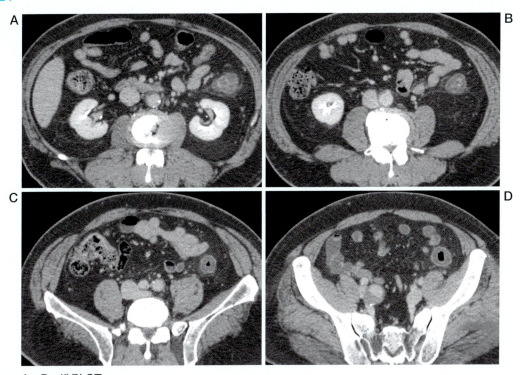

A～D：造影CT

 診断は何で，治療方針をどう考えるか？

Part Ⅲ 救急診療における危機的な疾患

Case 6

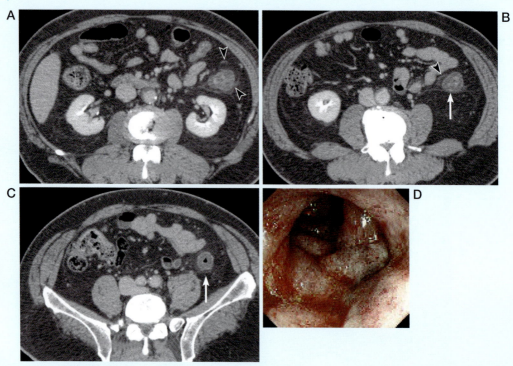

A〜C：造影CT（設問と同一），D：大腸内視鏡検査

正解

　下行結腸において，全周性の壁肥厚が認められる（→）。周囲脂肪組織濃度の上昇を伴っている部分も認められる（▶）。虚血性腸炎を含み，非特異的な急性大腸炎の所見である。翌日に施行した大腸内視鏡検査（D）では，腸管粘膜の浮腫と発赤・びらんが認められ，虚血性大腸炎が確認された。

　壊死型虚血性腸炎の場合は開腹腸管切除が必要になるが，壊死がなければ腸管安静で改善を期待することができる。本症例では腸管浮腫がみられ，粘膜の造影効果は弱いながらも確認でき，腸管穿孔を示唆する所見もなく，腸管安静で症状は改善した。

症例問題
腹部（C1～23）

症例問題 | 腹部

Case 7　60歳台女性　右下腹部痛で受診。

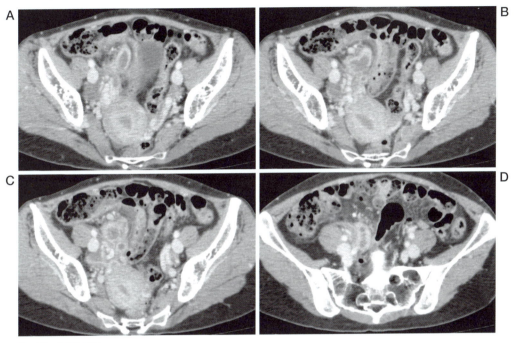

A～D：造影CT

Q　診断は何で，治療方針をどう考えるか？

Part III 救急診療における危機的な疾患

Case 7

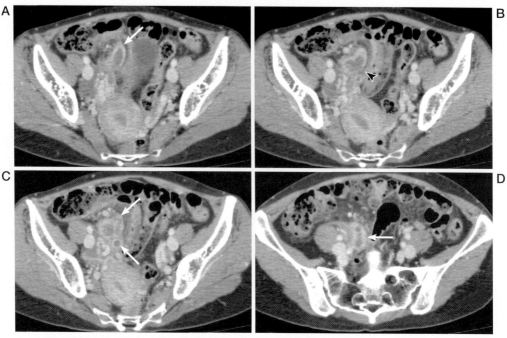

A～D：造影 CT（設問と同一）

正解

　虫垂の壁肥厚および造影効果の増強（→）が認められる。周囲脂肪組織濃度は上昇しており，急性虫垂炎の所見である。さらに壁の造影効果が途絶している部分がみられ（▶），壊疽性急性虫垂炎と考えられる。虫垂結石はみられず，膿瘍形成もみられない。虫垂炎の治療法は，近年，内科的治療を行って，時間を空けてから手術を行う interval appendectomy が増加している。

　膿瘍形成がみられる場合，経皮的にドレナージが必要になる場合がある。この際，CT があれば穿刺のルートを計画することができる。上記症例のように腸管が穿刺ルートの途中に存在している場合は，経皮的にドレナージすることができない。

症例問題
腹部(C1〜23)

症例問題 腹部

Case 8
70歳台女性　右季肋部痛で救急搬送。

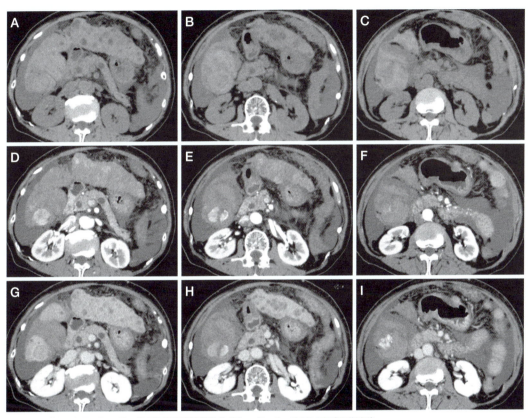

A〜C：単純CT，D〜F：造影CT（動脈優位相），G〜I：造影CT（平衡相）

Q 診断は何で，治療方針をどう考えるか？

Case 8

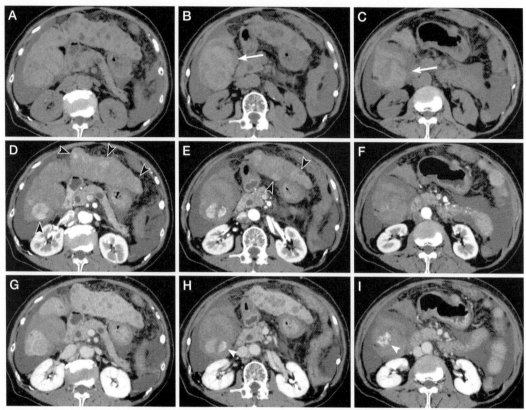

A～C：単純CT，D～F：造影CT（動脈優位相），G～I：造影CT（平衡相）（設問と同一）

　単純CT（**A～C**）で肝臓の凹凸は不整で，肝周囲には腹水の貯留が認められる。肝右葉の下縁には濃度の高い液体貯留があり（→），腹腔内出血が示唆される。造影CT（動脈優位相，**D～F**）では，肝内に複数の早期濃染の腫瘍がみられ肝細胞癌の存在が示唆される（▶）。造影CT（平衡相，**G～I**）では，腹腔内への血管外漏出が広がっていることがわかる（▷）。

　診断は肝細胞癌破裂である。出血のコントロールが重要であり，輸液・輸血とともに止血術を計画する。止血術としては，動脈塞栓術が勧められる。

症例問題　腹部

Case 9
60歳台男性　突然の上腹部痛で救急搬送。

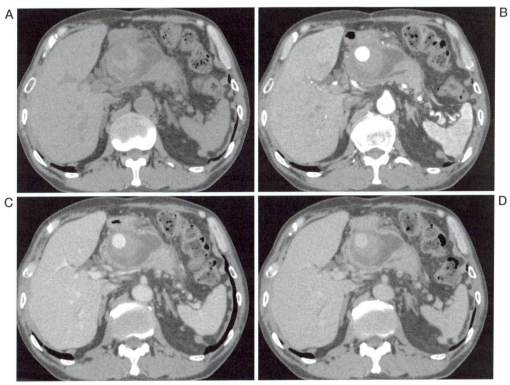

A：単純CT，B：造影CT(動脈優位相)，C：造影CT(門脈相)，D：造影CT(平衡相)

Q 異常所見はどこで，原因をどう考えるか？

Part III 救急診療における危機的な疾患

Case 9

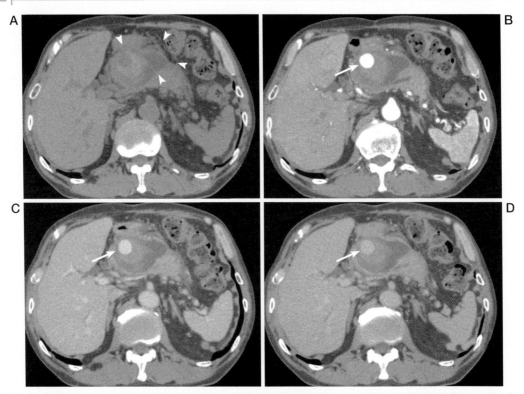

A：単純CT，B：造影CT(動脈優位相)，C：造影CT(門脈相)，D：造影CT(平衡相)(設問と同一)

正解

　単純CT(**A**)にて膵頭部に被包化された液体貯留(▷)があり，内部の濃度が高いことから出血を伴っていると思われる。造影CT(動脈優位相，**B**)では大動脈と同程度の増強効果を伴う腫瘤影があり(→)，動脈瘤と考えられる。造影CT(門脈相，**C**)では増強効果は血流とともに低下しており，周囲に造影剤がみられないことから仮性動脈瘤と考えられる(→)。造影CT(平衡相，**D**)でも動脈瘤のサイズに変化はみられない(→)。

　膵頭部に仮性動脈瘤をきたしており，膵炎に伴う仮性囊胞形成とそれに伴う仮性動脈瘤からの出血を考える。鑑別としては，正中弓状靱帯症候群(MALS)に伴う腹腔動脈起始部狭窄によりSMAからの血流が増加し，膵アーケードの瘤化を考える。

　膵アーケードの動脈瘤の治療は経カテーテル的に動脈を塞栓することが必要であるが，血流の近位塞栓にならないように，遠位と近位を塞栓する孤立化(isolation)が必要である。ただし，この動脈瘤をisolationできてもMALSが存在したままだと，ほかの部位に動脈瘤が再発する可能性がある。

症例問題 腹部

Case 10
20歳台女性　突然の下腹部痛で救急搬送。

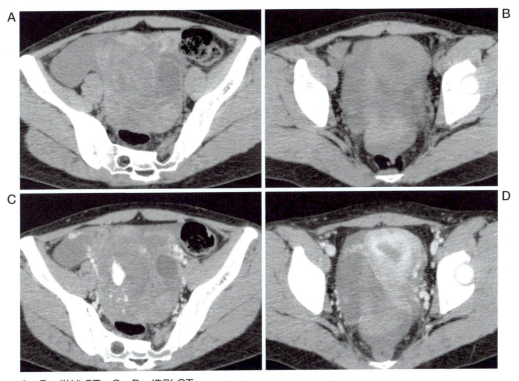

A, B：単純CT, C, D：造影CT

Q　異常所見はどこで，原因をどう考えるか？

Part Ⅲ 救急診療における危機的な疾患

Case 10

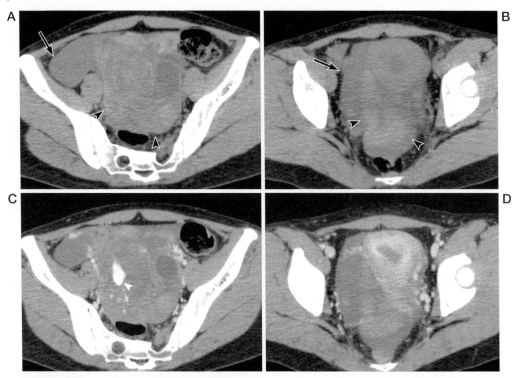

A, B：単純 CT, C, D：造影 CT（設問と同一）

正解

単純 CT（**A, B**）にて腹腔内液体貯留（腹水）が認められ（→），一部で濃度が高い（▶）ことから，血性腹水と考えられる。造影 CT（**C, D**）では，血管外漏出像（▷）が認められることから，現在進行形の腹腔内出血である。腹腔内出血を突然きたす病態が若年女性で生じていることを考えると，卵巣出血と子宮外妊娠破裂が鑑別として考えられる。CT 撮像前に妊娠反応の陰性は確認しており，卵巣出血の可能性が高い。

卵巣出血の 90％が右側で生じるといわれており，左側はＳ状結腸が存在している影響であると考えられている。また，黄体出血の頻度が高く，黄体期（月経周期の 15～28 日目）に発症する。

症例問題

腹部（C1～23）

症例問題　腹部

Case 11
80歳台男性　腹痛で来院。

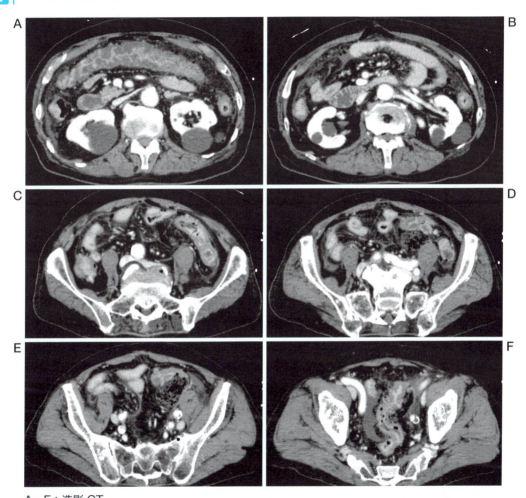

A～F：造影CT

 診断は何で，治療方針をどう考えるか？

Part Ⅲ　救急診療における危機的な疾患

Case 11

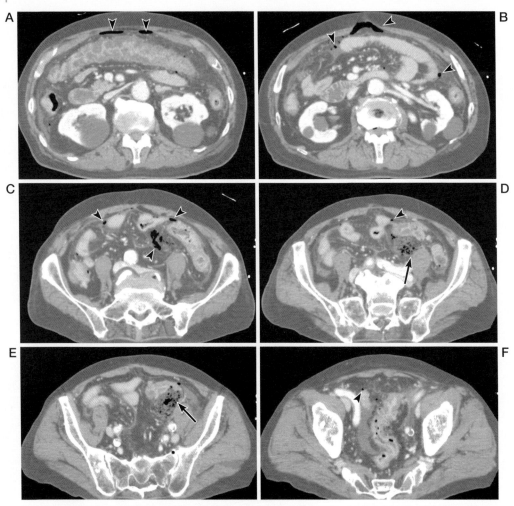

A〜F：造影 CT〔設問と同一断面であるが，表示条件を変更（ウィンドウ幅を広く）したもの〕

正解

　設問の画像では，横行結腸が全周性に浮腫をきたしており，大腸炎が存在していると思われる。下行結腸からＳ状結腸にかけても軽度の浮腫がみられる。骨盤内には腹水が認められる。この画像からは急性大腸炎と診断してしまう可能性がある。

　しかしながら，画像のウィンドウ幅を広げて観察すると，腹腔内遊離ガスが多数認められる（▶）。また下行結腸からＳ状結腸移行部には腸管外に漏れ出た便が認められる（→）。結腸穿孔に伴い，腹膜炎を生じており，これに伴って，結腸に浮腫が生じていると思われる。急性大腸炎の診断であれば，保存的に腸管安静で改善すると思われるが，大腸穿孔による腹膜炎なので，緊急手術の適応である。

症例問題
腹部(C1〜23)

症例問題 腹部

 60歳台男性　胃部不快感で来院。

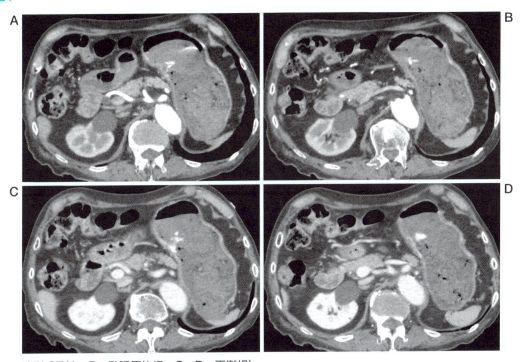

造影CT(A，B：動脈優位相，C，D：平衡相)

 診断は何で，治療方針をどう考えるか？

Part Ⅲ 救急診療における危機的な疾患

Case 12

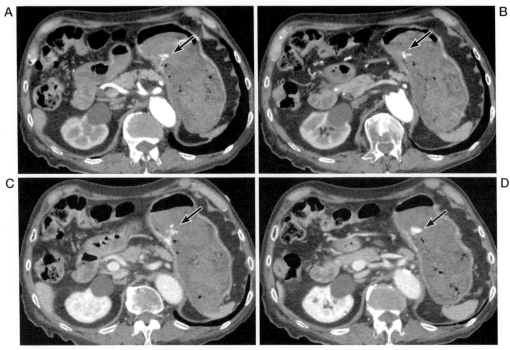

造影CT(A, B：動脈優位相, C, D：平衡相)

正解　診断名は出血性胃潰瘍，治療方針は緊急内視鏡的止血術である。胃壁から血管外漏出像が認められる（→）。粘膜部分には，CTでわかるような潰瘍形成はなく，上皮性腫瘍を示唆する粘膜の肥厚もみられない。胃内には大量の血腫も認められ，緊急内視鏡的止血術の適応である。

　CTで潰瘍を否定することはできないが，潰瘍の同定は可能な場合がある。粘膜が途絶していると，同部に潰瘍を疑うことができる（本症例では指摘困難）。また，消化管出血の原因の1つである癌の場合は，上皮性腫瘍であるため，逆に粘膜が肥厚している。粘膜には増強効果がみられるため，CTでは判定しやすく，内部に潰瘍を伴っていることも多い。

症例問題 腹部

Case 13
70歳台男性　右鼠径ヘルニアの術後に腹痛で来院。

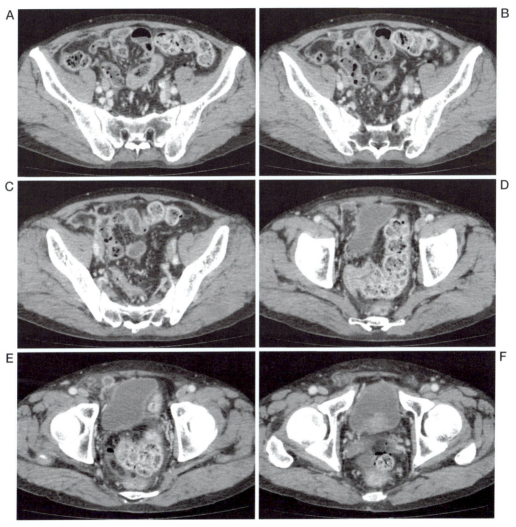

A〜F：造影CT

Q 診断は何で，治療方針をどう考えるか？

Part III 救急診療における危機的な疾患

Case 13

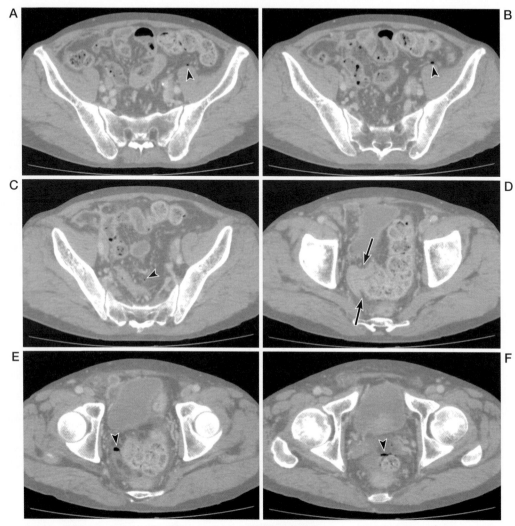

A〜F：造影 CT〔設問と同一断面であるが，表示条件を変更（ウィンドウ幅を広く）したもの〕

正解　直腸周囲および右下腹部腹側に腹腔内脂肪組織濃度の上昇が認められ，何らかの腹膜炎を呈している。画像のウィンドウ幅を広げて観察すると，腸管外ガスが多数認められる（▶）。また，S 状結腸には限局性の全周性肥厚が認められ（→），S 状結腸癌穿孔と考えられる。診断は S 状結腸癌穿孔 で，これにより腹膜炎を生じており，治療方針は 緊急手術 である。

症例問題
腹部(C1〜23)

症例問題　腹部

60歳台男性　下血を主訴に来院。

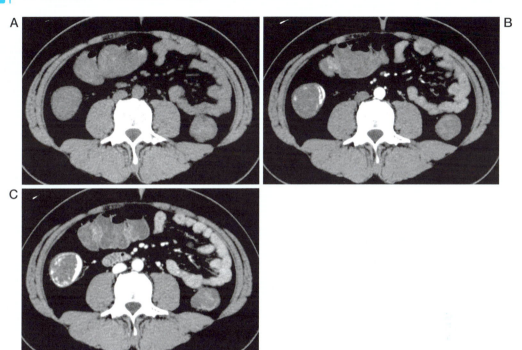

A：単純CT，B：造影CT(動脈優位相)，C：造影CT(平衡相)

 診断は何で，治療方針をどう考えるか？

Case 14

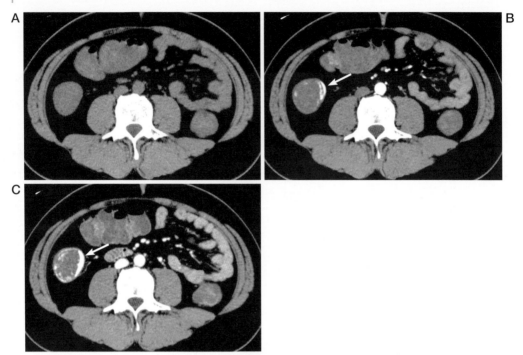

A：単純 CT，B：造影 CT（動脈優位相），C：造影 CT（平衡相）（設問と同一）

正解　上行結腸から血管外漏出像が認められ，平衡相にかけて出血が広がっているのがわかる（→）。下部消化管出血の原因として最も多いのは結腸憩室出血である（本症例では，提示断面に憩室が確認できない）。自然止血される確率も高い。止血の第一選択は下部消化管内視鏡検査（colonofiberscopy：CF）であり，前処置を行ったうえで施行することが勧められる。しかしながら，上行結腸では，左半結腸に比して CF での止血率が低いとも言われている。

抗凝固薬などを内服中の場合は，自然止血が得られにくい。循環状態が不良である場合は緊急止血が必要であり，経カテーテル的動脈塞栓術（transcatheter arterial embolization：TAE）を選択する。TAE では，前処置が不要であり，長所といえる。

症例問題 腹部

Case 15

70歳台女性　黒色便・上腹部痛で受診。

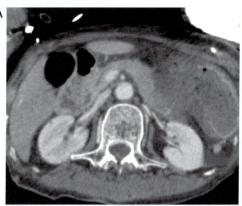 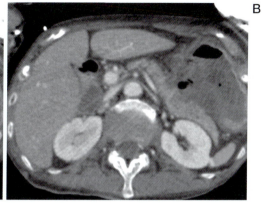

A, B：造影CT（平衡相）

 腹痛の原因は何か？

Case 16

80歳台女性　下腹部痛で受診。

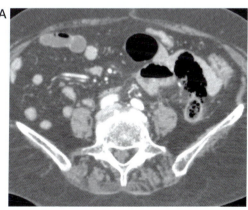 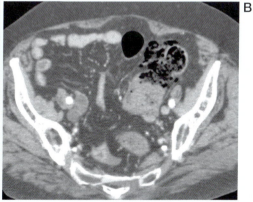

A, B：造影CT（実質相）

 腹痛の原因は何か？

Part Ⅲ 救急診療における危機的な疾患

Case 15

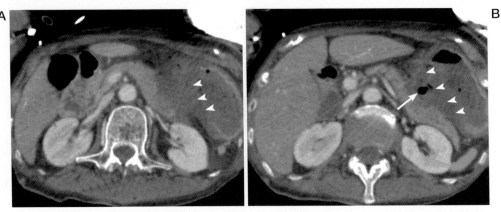

A, B：造影 CT（平衡相）（設問と同一）

正解　造影 CT（平衡相）にて胃体部後壁の粘膜の途絶が広い範囲で認められ（▷），膵臓前面にガス（→）を伴う軟部陰影が認められる。胃の粘膜が広範囲に欠損しており，そこから後腹膜腔へ穿通していると考えられる。後腹膜腔なので，腹腔内遊離ガスにはならない。緊急開腹術を行い，幽門側胃切除術を施行した。広汎な穿通性胃潰瘍であった。

Case 16

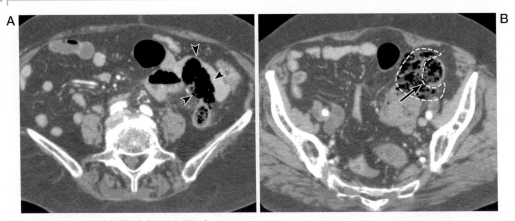

A, B：造影 CT（実質相）（設問と同一）

正解　腹部造影 CT（実質相）で，左図（**A**）において下行結腸腹側に腸管外の気腫が認められ（▶），その尾側（**B**）では下行結腸の粘膜の途絶（→）と，その周囲の空気を含む軟部陰影（便塊）の漏出がみられる（**破線**）。下部消化管穿孔の所見であり，緊急手術が必要になる。腸管穿孔でも腹腔内遊離ガスがみられない場合があり，注意しなければならない。

症例問題 腹部

腹部（C1〜23）

Case 17
50歳台男性　繰り返す嘔吐後の吐血で受診。

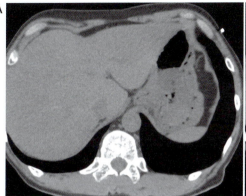 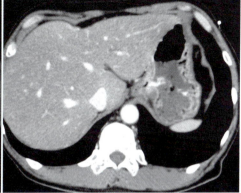

A：単純CT，B：造影CT

Q 出血源はどこか？

Case 18
60歳台男性　吐血で受診。

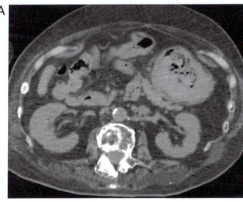 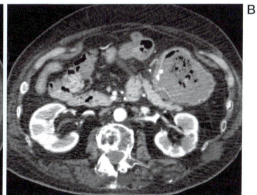

A：単純CT，B：造影CT（動脈優位相）

Q 出血源はどこか？

Case 17

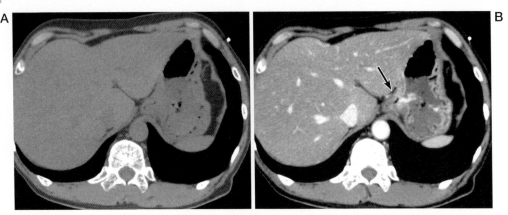

A：単純CT，B：造影CT（設問と同一）

正解　胃噴門部からの血管外漏出が認められ（→），これが出血源である。潰瘍性病変は認められず，病歴（繰り返す嘔吐後の吐血）からは，マロリー・ワイス（Mallory-Weiss）症候群が示唆される。上部消化管内視鏡検査・止血術前にCTを施行する必要性はない。しかしCTを施行したのであれば，画像から十分に所見を読む必要がある。

Case 18

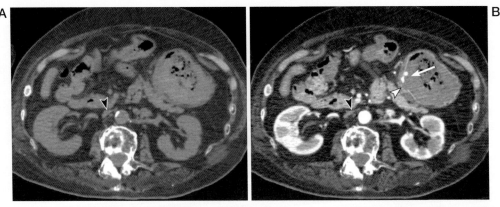

A：単純CT，B：造影CT（動脈優位相）（設問と同一）

正解　造影CT（動脈優位相，B）では，胃の粘膜の欠損（▷）がみられ，潰瘍形成が示唆される。その近傍に血管外漏出像（→）がみられる。出血源は胃体部小弯である。下大静脈（IVC）は扁平化（▶）しており，循環血液量が乏しいことが示唆される。

症例問題 腹部

Case 19

70歳台男性　発熱・腹痛で受診。

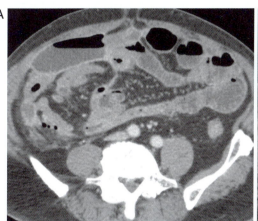
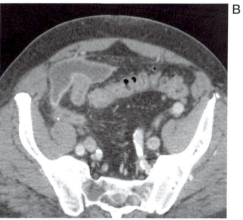

A，B：造影CT（平衡相）

Q 腹痛の原因は何か？

Part Ⅲ 救急診療における危機的な疾患

Case 19

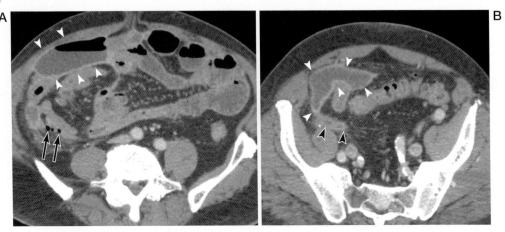

A，B：造影 CT（平衡相）（設問と同一）

　造影 CT（平衡相）にて，右下腹部の腹壁直下に腸管との連続性のない液体貯留を認め（▷），内部に air-fluid level を形成している。膿瘍の所見である。さらに背側には小さな腸管外の気泡が認められる（→）。その尾側（B）では，虫垂周囲の脂肪組織濃度の上昇（►）を認め急性虫垂炎の存在が示唆される。穿孔性虫垂炎に伴う膿瘍形成があり，緊急手術を行い虫垂を含めて盲腸切除を行った。

　腹腔内膿瘍の有無に関しては腸管との連続性を確認すること，腸管粘膜がみられないことが重要であり，さらにその原因を考えなければならない。通常は膿瘍形成の近傍に原因がみられ，本症例では虫垂炎の穿孔であったが，この画像だけでは膿瘍との位置関係はわかりにくい。薄い断面で連続性を確認しながら原因を探る必要がある。

症例問題 腹部

Case 20

70歳台女性　下血で受診。

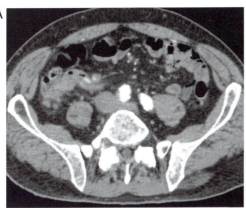 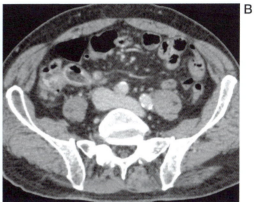

A：造影CT（動脈優位相），B：造影CT（平衡相）

Q 出血源はどこか？

Case 21

70歳台女性　下血で受診。

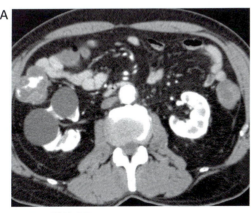 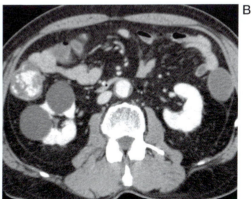

A，B：単純CT

Q 出血源はどこか？

Case 20

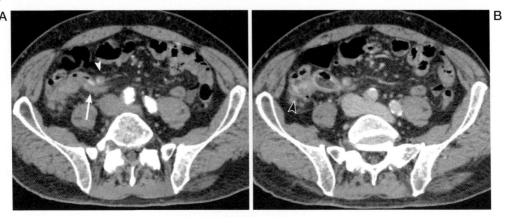

A:造影 CT（動脈優位相），B:造影 CT（平衡相）（設問と同一）

 　造影 CT（動脈優位相，**A**）では回腸末端に憩室（▷）が認められ，憩室から血管外漏出が認められる（→）。造影 CT（平衡相，**B**）では血管外漏出した造影剤が結腸内に広がっている（▶）。出血源は回腸憩室である。

Case 21

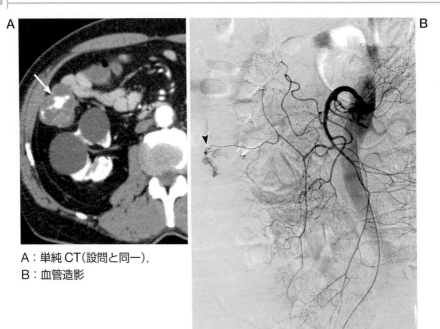

A:単純 CT（設問と同一），
B:血管造影

　上行結腸に血管外漏出像が認められる（→）。出血源は上行結腸である。血管造影（**B**）では右結腸動脈の末梢から血管外漏出像が認められる（▶）。

症例問題
腹部（C1～23）

症例問題　腹部

Case 22　70歳台男性　右下肢のむくみで受診。

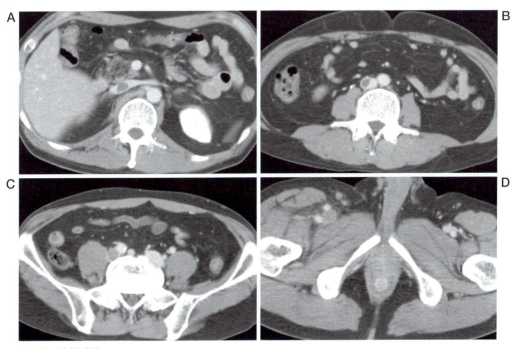

A～D：造影 CT

　下肢のむくみの原因は何か？　今後の注意点は何か？

Part Ⅲ　救急診療における危機的な疾患

Case 22

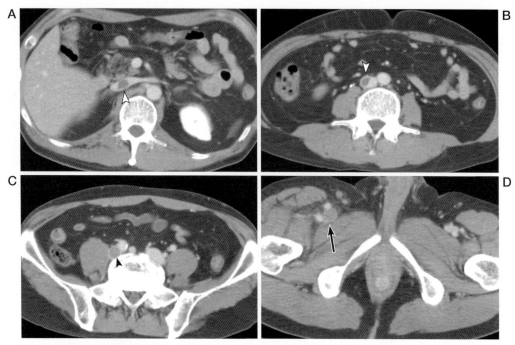

A〜D：造影 CT（設問と同一）

　下大静脈（▷）から右総腸骨静脈（▶），右外腸骨静脈，右大腿静脈（→）へと造影欠損が認められ，深部静脈血栓症の所見である。これが右下肢のむくみの原因である。今後，この血栓がちぎれて流れると，肺塞栓症を発症することがある。下大静脈フィルタの挿入を検討し，抗凝固療法を速やかに開始する。

　「肺動脈塞栓症（肺塞栓症）」と「肺梗塞」とは異なる病態であり，肺塞栓症を発症しても肺梗塞には至らないことが多い。これには気管支動脈の存在が寄与しているともいわれている。また，肺塞栓症が小範囲であれば，自然に溶解することも肺梗塞に至らない理由の1つである。肺梗塞に至ると，典型的には末梢に楔状の濃度上昇域がみられる。

症例問題 腹部

Case 23
70歳台男性　激しい腹痛で受診。

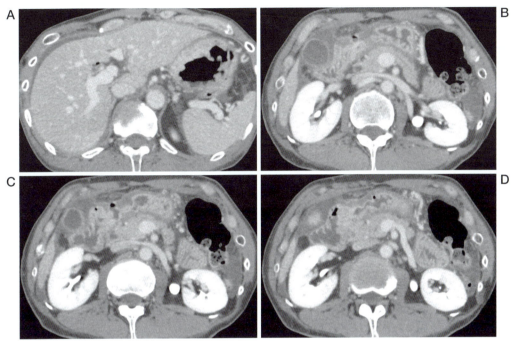

A〜D：造影 CT（平衡相）

Q 腹痛の原因は何か？

Part Ⅲ 救急診療における危機的な疾患

Case 23

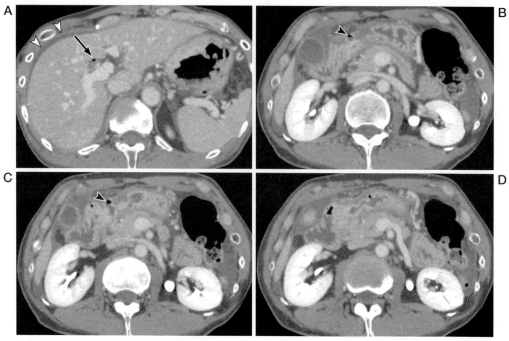

A〜D：造影CT（平衡相）（設問と同一）

　造影CT（平衡相）にて，肝周囲に腹水貯留がみられ（**A**，▷），肝門部に入り込むようにガス像を認める（→）。胃幽門部前後の壁は肥厚し，十二指腸球部前壁に軟膜の途絶と同部のガス像を認める（**B**，**C**，▶）。十二指腸球部前壁の潰瘍穿孔の所見である。粘膜の連続性の途絶を認めれば，その部位が穿孔部であると断定できる。肝門部にガス像が入り込んでいる所見（**A**，→）は，十二指腸穿孔でよくみられる所見である。この部分のガス像を見た場合は，十二指腸穿孔を考えるとよい。

　上部消化管穿孔は，薄い厚みのスライス（2〜3 mm）を丹念に読影することで，穿孔部位を特定できることが多い。特に十二指腸潰瘍穿孔では，十二指腸粘膜の途絶から潰瘍部位を特定できる。したがって，造影CTで粘膜の増強効果を確認し，途絶があれば，その部位に空気の内腔から外腔（腹腔内）への連続性を確認する。空気が連続していれば診断は容易であるが，液体の場合はわかりにくいこともある。その場合，冠状断像，矢状断像，斜位像を用いて評価するのも方法の1つである。

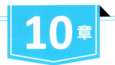

・急性硬膜外血腫，急性硬膜下血腫
・大動脈損傷
・肺挫傷
・血気胸
・腹腔内出血
・不安定型骨盤骨折
・肝損傷
・脾損傷
・腎損傷

CTで読影すべき重要な外傷

　外傷におけるCTの読み方に関しては，外傷初期診療ガイドラインJATEC™や外傷専門診療ガイドラインJETEC™で示されているように，3段階に分けて読影するべきである。

　第1段階は，喫緊の治療を要する損傷に焦点を当て（focused），評価する（assessment）ため，FACT[*1]ともよばれている。かける時間は3分程度と記載されているが，患者がCT寝台からストレッチャーに移乗するまでの間に評価するイメージである。**表10-1**[1)]に示す如く，**致死的な損傷に絞り，時間をかけずに（考え込まないで）終わらせる**。第1段階の読影は基本中のキホンであり，外傷患者を診療する医師すべてが身に着けておかなければならない。

　第2段階では，第1段階で認めた血腫を中心として血管外漏出像の有無やMPR[*2]を用いて，さまざまな方向からも評価する。**最終的に治療開始までには第2段階まで読影が必要**である。したがって，第2段階の読影のタイミングとしては，第1段階で手術またはIVRが必要と判断し，その準備を行っている中

[*1] focused assessment with CT for trauma

[*2] multiplanar reconstruction
8章(p.128)参照。

表10-1　FACTの部位および拾い上げる所見

部位	拾い上げる所見
頭部	緊急減圧開頭が必要な血腫（主に正中偏位を伴う急性硬膜下/硬膜外血腫）
大動脈弓部遠位	大動脈損傷，縦隔血腫（大動脈損傷の好発部位）
肺底部	広範な肺挫傷，血気胸，心囊血腫（血気胸は肺底部のほうが発見しやすい）
骨盤腔	腹腔内出血（腹腔内大量出血になれば，膀胱直腸窩に貯留する）
骨盤～椎体周囲	骨盤骨折，後腹膜出血（後腹膜血腫はFASTではみつけられない）
実質臓器損傷	実質臓器（肝，脾，腎，膵），腸間膜血腫（腸間膜血腫が腸間膜内に留まるとFASTでは検出困難）

FAST：focused assessment with sonography for trauma
（日本外傷学会・日本救急医学会・監修．外傷初期診療ガイドラインJATEC　改訂第6版．へるす出版，2021：235．より一部改変）

> **臨床メモ** 外傷CTの読影が第1段階だけできても患者を救うことはできない。第1段階の読影で方向性を確認して，すぐに手術室や血管造影室に移動できるよう準備しながら，第2段階の読影を行う必要がある。

での読影である。

　第3段階では，診療が一段落した時点で，**生命にかかわりがなくても見落としがないか**確認する。指の骨折や鼻骨骨折などが相当する。

10.1　急性硬膜外血腫，急性硬膜下血腫 acute epidural hematoma/acute subdural hematoma

　急性硬膜外血腫は，硬膜の外側に広がる血腫。硬膜は頭蓋骨と張り付いており，特に縫合線部分で癒着している。そのため硬膜と頭蓋骨の間に出血しても，すぐには広がらず，さらに縫合線を越えて広がることは多くない。したがって血腫は凸レンズ状とよばれる形状（図10-1）のまま拡大する。受傷時は少量の血腫であっても，のちに拡大することがあるので，注意しなければならない。頭蓋骨骨折を伴うことが多いので，頭蓋骨骨折の有無も評価する。頭蓋骨骨折は，CTの横断像では不明瞭なことがあるので，3D再構成画像で評価する，または単純X

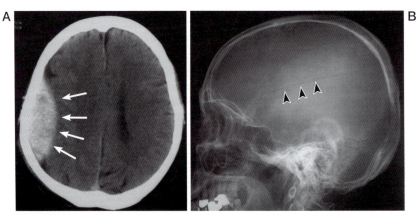

図10-1 60歳台男性　転倒　急性硬膜外血腫
A：単純CT，B：単純X線写真　右急性硬膜外血腫がみられる（→）。CTの横断像では骨折線は不明瞭（提示なし）であったが，X線写真では線状骨折が認められる（▶）。脳ヘルニアを示唆する所見はない。

10.1 急性硬膜外血腫，急性硬膜下血腫 acute epidural hematoma/acute subdural hematoma

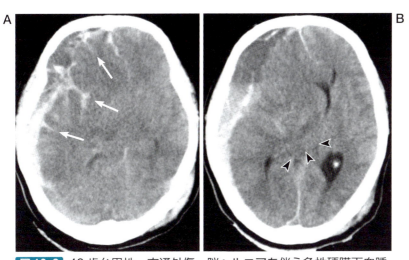

図10-2 40歳台男性　交通外傷　脳ヘルニアを伴う急性硬膜下血腫
A, B：単純CT 右急性硬膜下血腫および外傷性くも膜下出血がみられる（→）。血腫の厚みは1 cmを超え，側脳室は左側に圧排され正中偏位をきたしている（B）。脳幹レベルでは脳幹の変形がみられ（▶），脳ヘルニアの存在が示唆される。

線写真で確認する。

一方で，急性硬膜下血腫は，硬膜の下に広がる血腫であり，縫合線とは関係なく血腫が広がりやすいので，三日月状に拡大する（図10-2）。脳挫傷や外傷性くも膜下出血を伴いやすい。急性硬膜外血腫と同様に血腫が拡大する可能性があるので，注意する。血腫が少量の場合は横断像ではわかりにくいこともあるので，矢状断像や冠状断像も用いるとよい。

いずれの血腫においても血腫量が多くなると脳ヘルニア[*3]（図10-3）をきたす。初回CTにおいて正中偏位がなかった場合でも神経学的所見をフォローし，神経学的に増悪がなくても3時間後にCTの再検を行い，血腫の増大傾向を確認する。血腫の増大傾向や正中偏位の出現がなければ6時間後の再検予定と考える。**抗血栓薬や抗凝固薬の内服や肝硬変などの既往があると，血腫が増大する可能性が高くなるため注意する**。また頭蓋内損傷があると，頭蓋内のt-PA[*4]の影響で線溶系が亢進し，血腫が増大しやすくなる。血液検査でのフィブリノゲン値の低下や，FDP[*5]やDダイマーの異常高値がないか時間経過とともに確認する必要がある。

[*3] 脳圧が高くなり脳のなかにある境界や隙間から，脳組織の一部がはみ出す状態のこと。テント切痕（鉤）ヘルニアや大孔ヘルニアなどがあり，この場合，脳幹を圧迫して意識障害や呼吸障害などをきたす。

[*4] 7章（p.113）参照

[*5] fibrin/fibrinogen degradation products
フィブリン分解産物。フィブリンやフィブリノゲンなどが線溶によって分解されたもの。高値の場合は線溶が亢進している可能性を考える。

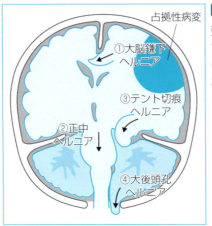

図 10-3 脳ヘルニアのシェーマ

頭蓋内病変により，正常な脳組織が圧排されて，本来収まっている部分から，はみ出してきている。図 10-2 では大脳鎌下ヘルニアおよびテント切痕（鉤）ヘルニアになっていると考えられる。

その後の対応 急性硬膜外血腫・急性硬膜下血腫を見つけたら？

- 主治医（上級医）へ連絡し，意識レベルを含めたバイタルサインを確認
- 既往歴や検査所見から凝固障害の有無を確認
- 血腫の厚みおよび正中偏位の有無を判定
- トラネキサム酸をすでに投与しているか確認し，投与していない場合はトラネキサム酸を投与
- 時間と共に意識レベルが低下しないか，注意深く観察する。麻痺の有無や瞳孔所見も重要な観察所見である。

10.2 大動脈損傷 aortic injury

　大動脈損傷は大動脈弓部遠位が好発部位である（図 10-4）。これは下行大動脈が椎体（胸椎）に固定されているのに対し，弓部から上流は胸椎に固定されていないため，外力を受けた際に動脈にかかる負担が異なる（図 10-5）。損傷が全層性であれば大動脈圧の血液が漏れ出ることになるため頓死する。

　CT を施行できるということは，内膜の損傷があっても，少なくとも外膜は保たれていることになる。損傷がその後に全層性になり，胸腔内に出血すれば頓死するため，緊急治療を要する損傷である。

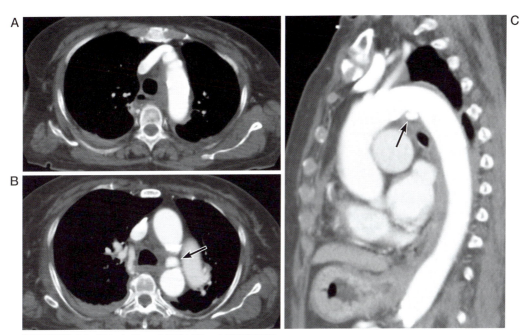

図10-4 80歳台女性　交通外傷　大動脈損傷

A, B：造影CT，C：単純CT矢状断像　大動脈弓部遠位に大動脈損傷が認められる（B，C，→）。周囲にはわずかであるが，血腫が認められる。

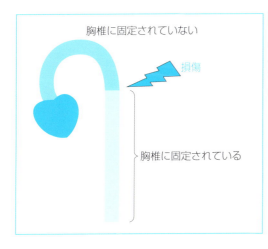

図10-5 大動脈損傷の好発部位

胸部下行大動脈は，胸椎に固定されているが，上行から弓部の大動脈は胸椎に固定されていないため，そのつなぎ目である部分に損傷が生じやすい。

　造影しなければわかりにくいことも多いが，大動脈周囲の血腫（縦隔血腫）が重要な手がかりであり，多くは造影CTが施行されているので，評価しやすい。単純CTしかない場合は，縦隔血腫が重要な手掛かりになる。

> **その後の対応** **大動脈損傷を見つけたら？**
>
> ・主治医（上級医）へ連絡し，意識レベルを含めたバイタルサインを確認
> ・既往歴や検査所見から凝固障害の有無を確認
> ・他の部位の損傷の程度によるが，ステントグラフトで治療されることが多い。
> ・施設によっては物品を準備するのに時間を要するため，対応できない施設で
> あるならば，対応可能な施設に転院を早急に手配する必要がある。

> **臨床メモ**
>
> 　造影 CT を施行する場合は，二相（通常は動脈優位相と平衡相もしく
> は実質相）を撮影するのか，一相でよいのか？　損傷の有無だけを判断
> したいのであれば，一相の撮影で判断可能である。細かな血管外漏出
> 像や出血点の確認のためには動脈優位相が有用なことが多い。可能な
> 限り動脈優位相と実質相の二相撮影を行う。
>
> 　海外では，半量注入後に少し時間を空けて，残りの半量を急速投与
> して動脈優位相で撮影する方法（スプリットボーラス法）も行われてい
> る。これにより，前半に投与した造影剤が実質相ぐらいの造影効果を
> 示すため，一相の撮影だけで二相分の情報を得ることが可能である。

10.3　肺挫傷 pulmonary contusion

　肺挫傷は画像上，肺野の透過性が低下して局所的な濃度上昇をきたす。肺胞が
破れて肺気瘤を呈することもある。肺野の病変は目立つので見逃すことは少な
く，処置が必要になることも少ない。肺の体積に占める肺挫傷の体積が大きくな
れば酸素化能が低下するので，酸素投与が必要になる程度である。むしろ血気胸
のほうが処置を要する病態となりやすい。そのため，肺挫傷をそれほど気にかけ
ていないことが多い。

　しかし，肺挫傷で肺内に出血する場合は，喀血をきたして急激な呼吸不全から
致死的になる可能性があるので，注意しなければならない。そのため第 1 段階で
は肺挫傷の有無を判断するだけであるが，**第 2 段階では，肺野条件だけでなく
縦隔条件でも観察し，血管外漏出像を確認する**必要がある（**図 10-6**）。

10.4
血気胸 hemopneumothorax

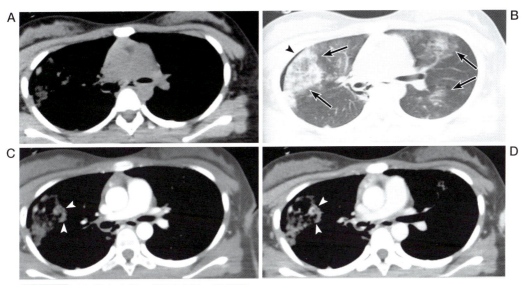

図10-6 10歳台女性　墜落外傷　肺挫傷
A：単純CT，B：単純CT（肺野条件），C：造影CT（動脈優位相），D：造影CT（実質相）　両肺のすりガラス状の陰影が肺挫傷を示す（B，→）。ごくわずかな気胸がみられる（▶）。造影CTでは肺挫傷の内部に動脈優位相から実質相にかけて血管外漏出像がみられる（▷）。血管外漏出像がみられる場合は，急激に呼吸状態が増悪することがあるので，要注意である。

> **その後の対応**　肺挫傷を見つけたら？
>
> ・主治医（上級医）へ連絡し，バイタルサインを確認する。既往歴や検査所見から凝固障害の有無を確認
> ・肺挫傷を伴っている場合は，線溶系が亢進しやすいので注意する。造影CTを施行の場合，肺内への血管外漏出像がないかを確認
> ・血管外漏出は，気道出血につながり呼吸不全をきたす可能性あり
> ・他の部位の損傷に対する治療に専念している間に，急激に悪化する場合があり，配慮しておく。

10.4　血気胸 hemopneumothorax

　血胸は，プライマリーサーベイで胸部単純X線写真やEFASTを行っていることから，これらの検査で検出可能である。しかし超音波検査では描出能力に個人差があることや，患者の体格によってはわかりにくく主観的評価になるため，循環状態に猶予があれば造影CTで客観的に評価する。

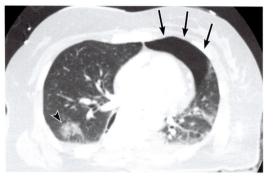

図10-7 50歳台女性　墜落外傷　外傷性気胸

造影CT　左気胸がみられるが(→)，腹側に気胸が位置しているために，胸部単純X線写真では気胸の検出は不可能である。肺エコーでは検出可能であり，プライマリーサーベイでもEFASTとして，気胸の検出を行うことが勧められる。右肺にも肺挫傷が認められる(▶)。

　気胸に関しては，緊張性気胸になっていれば身体所見で確認可能である。その場合は，画像検査の前にすでに脱気処置が行われる。緊張性気胸になっていなければ，循環の評価の一環として胸部単純X線写真が行われる。気胸は，肺血管陰影が消失している胸膜のラインを検出できれば診断可能であるが，腹側だけに貯留している場合は，単純X線での診断は不可能である(図10-7)。プライマリーサーベイの時点では，気管挿管を行うような状況ではEFASTとして気胸の検出を行うべきとされているが，ルーチンには超音波で気胸の検出が必須とはされていない。積極的にプライマリーサーベイでも気胸の確認を行うべきである。

　血気胸を認める場合，肋骨骨折を伴っていることが多い。肋骨骨折自体は多くの場合で保存的に治療されるが，フレイルチェスト[*6]をきたしている場合は，呼吸不全になりやすいので，まずは気管挿管を行い陽圧換気にしてフレイリングを止める(内固定)。プレートなどを用いて肋骨の外固定が行われることもあるが，受傷当日に行われることはない。また，下位肋骨骨折が背側部分にみられる場合，転位が大きいと下行大動脈を損傷することがあるので，注意しなければならない(図10-8)。

[*6] 2本以上の連続する肋骨(または肋軟骨)が2カ所以上で骨折する(分節骨折)と，その部分の胸郭は不安定となり，自発呼吸では吸気時に支持性を失った部分(flail segment)が陥凹し，呼気時に突出する奇異呼吸を呈する。これをフレイルチェストという[2]。

> **その後の対応**　血気胸を見つけたら？
>
> ・主治医(上級医)へ連絡し，バイタルサインを確認
> ・既往歴や検査所見から凝固障害の有無を確認
> ・血胸に対する胸腔ドレーン留置の理由は，換気できる肺胞スペースを増やす，手術への適応を判断するため。止血目的ではないので，排液量が多ければ開胸手術の適応になる。
> ・気胸に対する胸腔ドレーンは，換気できる肺胞スペースを増やす目的であり，増悪して緊張性気胸になるのを防ぐことができる。

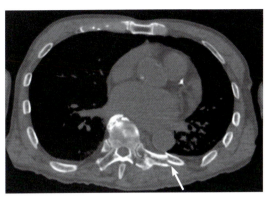

図10-8 70歳台女性　交通外傷　左肋骨骨折

単純CT　左第8肋骨から第12肋骨の骨折を認めたが，血気胸はほぼみられず，第9肋骨の骨折は骨片が下行大動脈に近接しており（→），骨折の転位が大きくなると大動脈損傷をきたす可能性がある。

10.5　腹腔内出血 intra-abdominal hemorrhage

　遊離腹腔内に出血すると，血腫は重力の影響で背側に貯留する。腹腔内ではモリソン窩や脾臓周囲，そして骨盤底である。したがってFASTでは，これらの部位を観察する。CTの場合も同様であるが，時間をかけないようにするため，最も背側である骨盤底を観察するとよい。骨盤底に貯留するような腹腔内出血（図10-9）であれば出血量は非常に多いと考える。

　読影の第1段階の際には，腹腔内出血があるかどうか，ということに焦点を絞っているため，この段階ではどこの損傷によるものかは，詳しく評価せず，まずは腹腔内出血を検出するようにする。基本的には肝損傷・脾損傷・腸間膜損傷による腹腔内出血が多い。

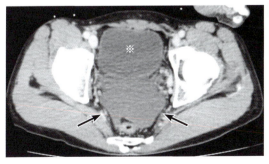

図10-9 30歳台男性　交通外傷　腹腔内出血

単純CT　膀胱直腸窩に液体貯留がみられ（→），膀胱内（※）のCT値に比して高くなっており，腹腔内出血が示唆される。

> **その後の対応　腹腔内出血を見つけたら？**
>
> - 主治医（上級医）へ連絡し，バイタルサインを確認
> - 既往歴や検査所見から凝固障害の有無を確認
> - 実質臓器損傷や腸間膜損傷の有無から出血源の部位を特定する．
> - 実質臓器損傷の場合，血行動態によって治療方針は左右されるが，基本的に安定しているのであればIVR，不安定であるのであれば開腹手術になる．
> - IVRを選択しても準備に時間を要するならば，開腹術を選択
> - 腸間膜損傷の場合，腸管損傷を合併している可能性を否定できず，基本的には開腹手術の準備を行う．

10.6　不安定型骨盤骨折 unstable pelvic fracture

　後腹膜出血の原因として一番多いのは，骨盤骨折であるため単純X線写真では骨盤を撮影するが，骨盤の後方成分は単純X線写真では腸管ガスなどにより読影が困難な場合も多い．CTでは客観的に評価することが可能である．第1段階の読影では，血管外漏出像にこだわらず，骨が見やすい条件に変更して不安定型骨盤骨折（図10-10）の有無や椎体周囲の血腫（図10-11）を読影する．この段階では矢状断像にこだわらず読影し，第2段階の読影の際に矢状断像や冠状断像でも確認する．血管外漏出像（図10-11，→）の有無は，第2段階の読影で判断する．

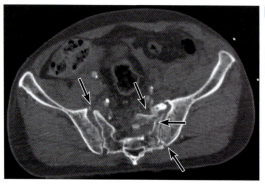

図10-10　70歳台男性　交通外傷　不安定型骨盤骨折

造影CT　右仙腸関節の離開や仙骨骨折が認められ（→），血管外漏出像も伴っている．

10.7 肝損傷 liver injury

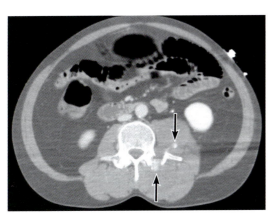

図 10-11 40歳台男性　交通外傷　椎体周囲の血腫
造影 CT　左横突起の骨折がみられ，周囲に血管外漏出像が認められる（→）。第1段階の読影では，腸腰筋を含めて椎体周囲に左右差があることを判読できれば，まずはよい。第2段階では血管外漏出像を拾い上げる。若年者の筋肉内血腫であり，凝固能が破綻している可能性を考えなくてはいけない。

> **その後の対応**　後腹膜出血を見つけたら？
>
> - 主治医（上級医）へ連絡し，バイタルサインを確認
> - 既往歴や検査所見から凝固障害の有無を確認
> - 他の臓器損傷の有無にもよるが，第2段階では血管外漏出像の確認も必要
> - 骨盤骨折による後腹膜出血に対する止血術としては，骨盤の EF[*7]，PPP[*8]，TAE[*9] があげられる[3]。
> - 骨盤骨折による後腹膜出血の原因としては静脈性が多いとされ，そのため海外では PPP が第1選択で行われることがある。日本では TAE が第1選択として施行されることが多い。
> - TAE は動脈性出血に有効であるが，動脈からの血流を抑えることで，静脈からの出血量も抑えることができるため有用
> - 骨性の出血に対しては EF が有効であるが，重要なのは止血術を早期に行うこと。TAE に備え血管造影室の準備を行う。
> - 重症外傷では病院到着後，30分以内に血管造影を始めることができれば，予後は良くなると報告[4]されており，速やかに TAE を開始できるようにすることが重要

[*7] external fixation
創外固定。

[*8] preperitoneal pelvic packing
前腹膜骨盤パッキング。

[*9] transcatheter arterial embolization
経カテーテル的動脈塞栓術。

10.7 肝損傷 liver injury

　肝実質の造影効果が不均一の場合は，肝損傷を考える（図 10-12）。肝臓は被膜に覆われた臓器であり，被膜損傷の有無を診断することは重要である。被膜損

傷があり肝臓の外へ血管外漏出を認める場合は，出血が広がりやすく緊急止血術を要する。

　肝臓の脈管系は，動脈，門脈，静脈，胆管があげられ，それらの損傷を修復しなければならない。門脈・静脈の出血は血流の圧が高くはないので，PHP[*10]で止血を図ることができる。動脈の損傷はPHPでは止血を得られないので，TAEが必要になる。胆管損傷に関しては急性期では診断困難で，受傷後胆汁瘻の存在によって損傷が明瞭化する。

[*10] perihepatic packing
肝周囲パッキング

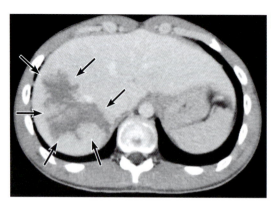

図10-12 20歳台男性　交通外傷　肝損傷
造影CT　肝右葉に不整形の低吸収域(造影不良領域)が認められる(→)。被膜損傷はなく，日本外傷学会分類2008のIb型の損傷と考えられる。

その後の対応　肝損傷を見つけたら？

- 主治医(上級医)へ連絡し，バイタルサインを確認。既往歴や検査所見から凝固障害の有無を確認する。
- 血管外漏出像の有無は治療方針決定のために重要。動脈優位相で血管外漏出像を認めるならば動脈性の出血であり，平衡相だけで血管外漏出像を認めるならば門脈性もしくは静脈性の出血である。
- はじめの治療方針は，循環状態が安定しているか否かで決定される。循環状態が安定していればTAE，不安定であれば開腹止血術を選択
- 開腹止血術では大きく開腹後にパッキングガーゼを用いて肝臓の損傷部位を挟み込むように圧迫止血。動脈性の出血があれば，パッキングだけでは止血できないので，TAEを併用
- 循環状態が不安定で手術室に移動したとしても，血管造影室の準備(もしくは手術室での透視の準備)が必要

10.8 脾損傷 splenic injury

　脾臓は，損傷されやすい腹部臓器の1つである。脾臓の被膜は薄いため，肝臓のようには被膜下損傷は生じにくく，腹腔内に出血しやすい（図10-13）。正常でも動脈優位相では脾臓はまだら状に染まる。これは脾臓の構造として，赤脾髄と白脾髄があり，血流速度の違いによるものである。したがって，動脈優位相で損傷と正常とを見間違えないように注意する。

　血管外漏出像があれば，腹腔内に出血が広がるため，早急に止血術を考える。受傷数日して遅発性に仮性動脈瘤や動静脈シャントをきたすことがあり，塞栓術が必要である。

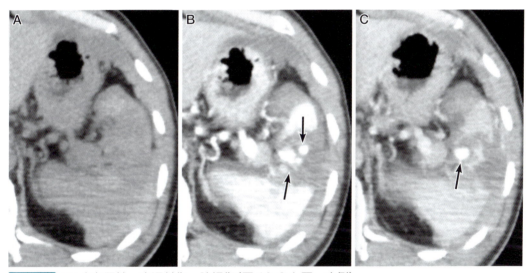

図10-13 30歳台男性　交通外傷　脾損傷（図10-9と同一症例）

A：単純CT，B，C：造影CT　脾臓に粉砕型の損傷がみられ，周囲には出血が認められる。第2段階での読影では血管外漏出像（→）も検出しなければならないが，第1段階で読み取ることが十分に可能である。

Part Ⅲ 救急診療における危機的な疾患

> **その後の対応** **脾損傷を見つけたら？**
>
> ・主治医（上級医）へ連絡し，バイタルサインを確認
> ・既往歴や検査所見から凝固障害の有無を確認
> ・動脈優位相で血管外漏出像を認めるならば，早急に止血術の準備を行う。
> ・TAE が第一選択となるが，準備に時間がかかる，もしくは循環状態が不安定であるならば，手術の準備を行う。

10.9 腎損傷 renal injury

腎臓は後腹膜臓器であり，Gerota 筋膜に囲まれている。また左右 1 対存在していることが，治療方針を考えるうえで，肝臓や脾臓と異なる。出血が遊離腹腔内に直接広がるわけではないので，時間的に猶予があることが多い。また，片腎の機能が無くなったとしても他方の腎臓で機能は保たれることが多い。腎動脈本幹や分枝の血管損傷（特に内膜損傷）があると，腎臓の造影効果自体が得られない（図10-14）。

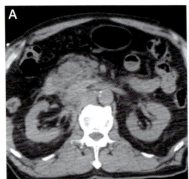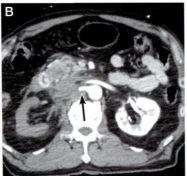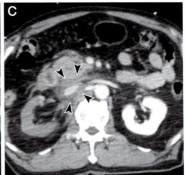

図10-14 60歳台男性　オートバイによる単独外傷　腎動脈損傷による腎梗塞
A：単純CT，B：造影CT（動脈優位相），C：造影CT（実質相）　左腎臓は造影効果が得られているものの，右腎臓の造影効果は認められず，右腎動脈の閉塞が認められる（→）。周囲には血腫もみられ（▶），また，膵頭部もしくは下大静脈の損傷を伴っている可能性がある。

10.9

腎損傷 renal injury

　極論すれば，腎臓は左右 1 対存在しているので片側を犠牲にすることはありうるが，腎臓が阻血になって時間がたっていないのであれば，腎動脈閉塞に対してステントグラフトで血管形成術を行うことがある[5]。

その後の対応　腎損傷を見つけたら？

・主治医（上級医）へ連絡し，バイタルサインを確認
・既往歴や検査所見から凝固障害の有無を確認
・血管外漏出像がみられる場合は，TAE の準備を行う。
・腎損傷だけで開腹止血術が必要になることは少ない。腎臓は終動脈であるため，他の臓器からの血流は入りにくいため，TAE は比較的容易
・腎動脈本幹における内膜損傷で閉塞しているような場合，ステントグラフトを留置して血管形成を行う。

臨床メモ

　外傷患者に対して「とりあえずの単純 CT」はありなのか？　単純 CT では肝臓や脾臓などの実質臓器の損傷がわかりにくいことがある。腹腔内出血を伴わないような損傷であれば，保存的に経過観察できることが多い。そうすると臨床的に損傷が疑わしくないときは，単純 CT でも十分なように思われるが，疑わしくないときほど，造影 CT で否定するべきである。図 10-14 のように腎動脈損傷では，造影しないと診断できないことがある。

臨床メモ

　外傷の場合，造影剤アレルギーを予防するためのステロイド投与はどうすればいいのか？　造影剤アレルギーを予防するためにステロイドを使用する場合は，半日前から内服が必要になる。したがって，救急現場において，ステロイドを使用するのは現実的ではない。
　ステロイドの投与が有用であるという報告のエビデンスレベルは高くはないので，日常診療からステロイドをアレルギー予防として使用していない施設もある。

10章　CT で読影すべき重要な外傷

243

Part III 救急診療における危機的な疾患

● 文献
1) 日本外傷学会・日本救急医学会・監修. 外傷初期診療ガイドライン JATEC 改訂第6版. へるす出版, 2021：235.
2) 日本救急医学会. 医学用語解説集.
   ＜https://www.jaam.jp/dictionary/dictionary/index.html＞Accessed June. 8, 2024.
3) Coccolini F, Stahel PF, Montori G, et al. Pelvic trauma：WSES classification and guidelines. World J Emerg Surg 2017. Jan 18：12：5. PMID：28115984
4) Yamamoto R, Maeshima K, Funabiki T, et al. Immediate angiography and decreased in-hospital mortality of adult trauma patients：a nationwide study. Cardiovasc Intervent Radiol. 2024 Apr；47（4）：472-480. PMID：38332119
5) Coccolini F, Moore EE, Kluger Y, et al. Kidney and uro-trauma：WSES-AAST guidelines. World J Emerg Surg. 2019 Dec 2：14：54. PMID：31827593

コラム 上腹部の打撲痕（帰してしまった患者③）

　オフロードバイクで競技（モトクロス）中に転倒して受傷した20歳台男性。救急搬送時のバイタルは安定していたが，高リスク受傷機転のため重症外傷の疑いで診療が開始された。胸部骨盤の単純X線写真で異常所見はなく，FASTでも腹腔内液体貯留はみられなかった。念のため外傷全身CTを造影で施行された。読影の第一段階（FACT）でも異常所見はなく，血液検査でもWBCが軽度上昇しているだけであり，心窩部痛はあるもののペンタゾシン投与で若干改善していたため帰宅とした……。

　深夜に心窩部痛の増強のために再度救急搬送となり，CTを再検すると，膵臓周囲に液体貯留がみられ，膵体部の損傷が明瞭であった。初診時のCTでも同部位の損傷は存在していた。エラーが生じてしまった理由はいくつかある。バイタルが落ち着いていて血液検査も大きく異常がないので何もないだろうという先入観，外傷全身CTの撮影枚数が大量で読影するタスクは多く詳細な読影がおろそかになった注意力の低下，外傷CT読影で第1段階が問題なければ第2段階を行わなくて大丈夫と思い込む経験不足，などがあげられる。エラーを0にすることは難しいが，これらを減らす工夫が必要である。

症例問題 外傷

Case 1 80歳台男性　交通外傷（自転車運転中に乗用車に接触して受傷）で救急搬送。

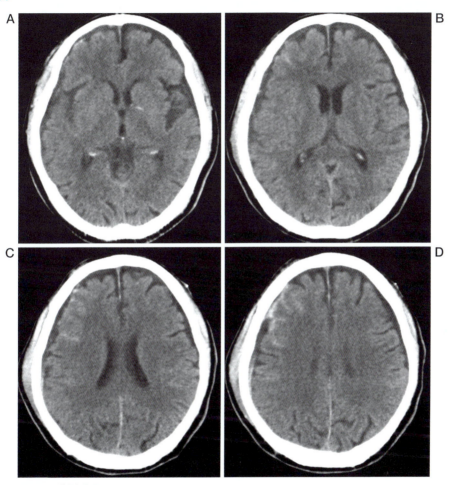

A〜D：造影CT

Q 診断は何で，どのように対応するべきか？

Part III 救急診療における危機的な疾患

Case 1

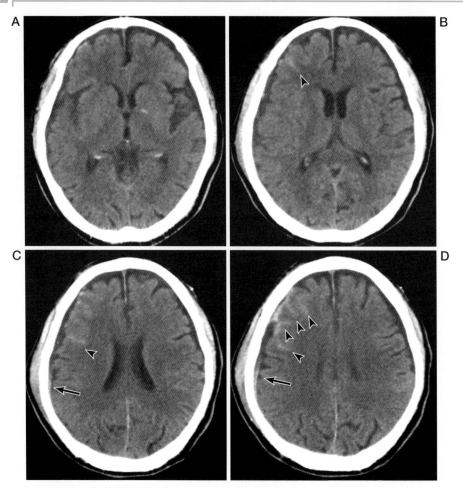

A～D：造影 CT（設問と同一）

- 右側頭部に皮下血腫があり，右側が損傷部位であることがわかる。右前頭葉の脳溝に沿って高吸収（►）が認められ，外傷性くも膜下出血の所見である。また薄く線状の高吸収が認められ，急性硬膜下血腫が示唆される（→）。診断はくも膜下出血と急性硬膜下血腫である。
- 第1段階としては正中偏位がないことさえ判読できれば十分であるが，頭蓋内の高吸収は目立つので，出血があることは目に入るようにすべきである。
- 出血があるということは経過を通じて増量する可能性があり，体幹などと違って出血が広がるスペースが限られているため，正常部分の脳まで二次的に損傷をきたすことがある。低酸素血症や血圧低下も二次的脳損傷を招く要因であるため，注意しなければならない。
- また，抗凝固薬などを内服しているかの情報収集は重要である。抗凝固薬内服中など凝固障害が存在していると，急性硬膜下血腫が増大する可能性があり，意識レベルの低下などに注意する。中和薬使用の判断も早期に決断する必要がある。

症例問題

外傷（C1〜10）

症例問題　外傷

50歳台男性　交通外傷（オートバイ運転中に乗用車に接触して受傷）で搬送。

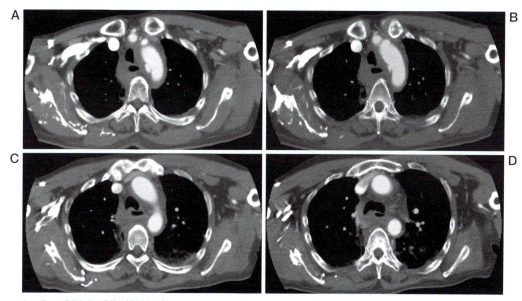

A〜D：造影CT（動脈優位相）

Q 診断は何で，どのように対応するべきか？

10章の正解では以下を示す．
- 画像の説明
- 症例の説明

Case 2

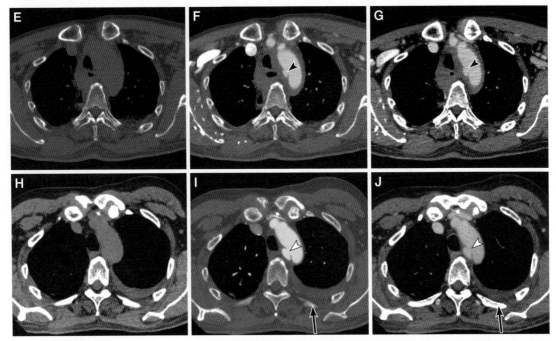

E～G：受傷時〔E：単純CT，F：造影CT（動脈優位相），G：造影CT（平衡相）〕，H～J：1週間後〔H：単純CT，I：造影CT（動脈優位相），J：造影CT（平衡相）〕

- 単純CT（E）では大動脈の輪郭は不明瞭であるが，造影CT（F, G）を行うことで，大動脈の輪郭は明瞭になる。大動脈弓部内側にみられる小さな瘤化（F, G, ▶）は，1週間後には拡大（I, J, ▷）。縦隔血腫は吸収されている。また1週間後には反応性の胸水がみられる（H～J，→）。

- 受傷時には，大動脈弓部周囲に軟部陰影がみられ，血腫の存在が示唆される。大動脈弓部のやや遠位に内側への突出像が認められる。診断は大動脈損傷と縦隔血腫である。瘤化している部分が小さければ，他の緊急治療を優先させることができる。出血性病態には止血術を優先させる。

- 大動脈損傷の治療はステントグラフト治療が主流であるが，他に出血性病態があればその治療を優先する。

- 本症例では脾損傷があり，緊急で動脈塞栓術（TAE）が必要と考えられた。当初，大動脈損傷に対しては保存の方針となったが，1週間後のCTでは損傷部から突出した部分は拡大しており，ステントグラフト治療が施行された。

症例問題 外傷

Case 3

10歳台男性　交通外傷（自転車運転中に乗用車に接触して受傷）で搬送。

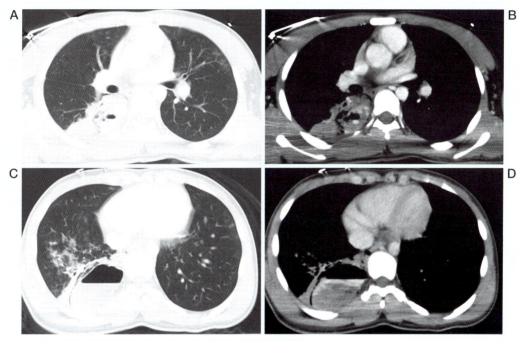

A, C：造影CT（肺野条件），B, D：造影CT（縦隔条件）

Q 診断は何で，どのように対応するべきか？

Case 3

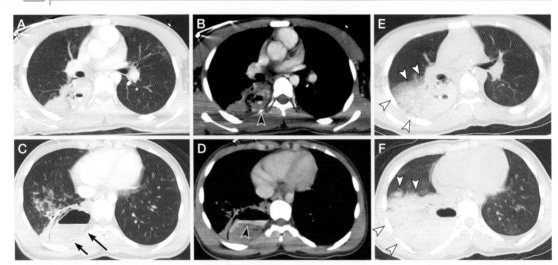

A, C：造影CT(肺野条件), B, D：造影CT(縦隔条件)(A〜D：設問と同一), E, F：翌日CT(肺野条件)

- 右肺下葉に肺挫傷・肺気瘤(→)が認められる。肺挫傷内に血管外漏出像(▶)が認められ、肺気瘤内に貯留。これが気道内に入ることで、出血が吸い込まれ、翌日には浸潤影となっている(E, F, ▷)。幸いにして喀血はみられなかった。

- 右肺下葉(S6)に、肺気瘤(pneumatocele)を伴う濃度上昇が認められ、肺挫傷および外傷性肺嚢胞の所見である。縦隔条件では、外傷性肺嚢胞(肺気瘤)内に血管外漏出像が認められる。診断は肺挫傷と外傷性肺嚢胞である。肺胞が破れて肺嚢胞(肺気瘤)になっていることから、気道と交通があることが示唆される。気道内に出血しているということは、喀血や、他の気管支を介して他の領域に流れ込み、呼吸状態が急激に悪化する可能性が高い。

- 本症例では翌日のCTで広範囲に浸潤影となり、含気が消失していた。肺挫傷や頭部外傷では線溶系が亢進する可能性があり、このような所見がみられるときは、外科的治療を行うことを考慮してもよかった。

症例問題
外傷(C1〜10)

症例問題 外傷

70歳台男性　墜落外傷(1階屋上の脚立での伐採中に墜落して受傷)で搬送。

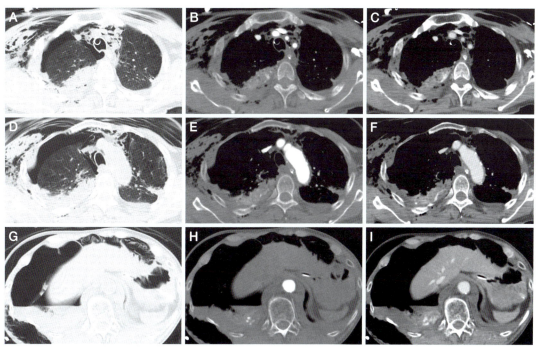

A, D, G：造影 CT(肺野条件)，B, E, H：造影 CT(縦隔条件，動脈優位相)，C, F, I：造影 CT(縦隔条件，平衡相)

　診断は何で，どのように対応するべきか？

Part III 救急診療における危機的な疾患

Case 4

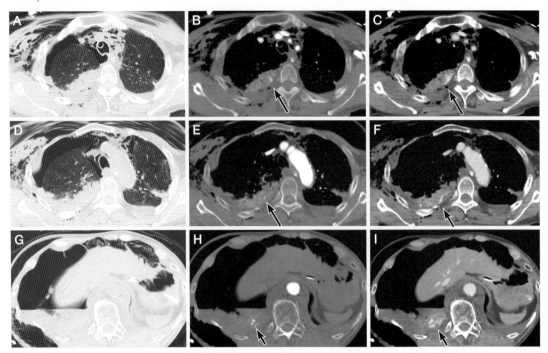

A〜I：造影CT(設問と同一)

- 広範に皮下気腫が認められ，血気胸も存在している。造影CT(動脈優位相)でも血管外漏出像が認められ(B, E, H, →)，造影CT(平衡相)で広がっている(C, F, I, →)。胸腔内に血管外漏出があった場合，出血源としては肺動脈，肺静脈，気管支動脈，肋間動脈を考える。薄い断面像を作成し，肺実質から出血している場合は，肺動静脈の可能性を考える。

- 両側(R>L)胸部に広範な皮下気腫がみられる。右気胸および両側血胸が認められる。右肺の背側部分は軟部腫瘤影のようになっているが，挫傷でつぶれた肺を見ていると考えられる。診断は，血気胸，肺挫傷，皮下気腫である。造影CTでは血管外漏出像が認められるが，この出血がどこからどこへ出血しているかが重要であり，その把握によって対応は異なる。

- 肺実質から出血し肺胞内に貯留するようなら症例3のように喀血などを招き急激に状態が悪化する可能性があるので，緊急開胸術を考慮する。肺実質から胸腔内へ貯留するようなら，胸腔ドレナージで含気のスペースを保つことができる。ただ，止血していることにはならないので，出血量によってはやはり開胸止血術を考慮する。胸壁から胸腔内への出血(肋間動脈からの出血)であるならば，やはりフリースペースに広がるので，緊急止血は必要でTAEを考慮する。

症例問題 外傷

外傷(C1〜10)

Case 5

20歳台男性　交通外傷（自転車運転中に乗用車に接触して受傷）で搬送。

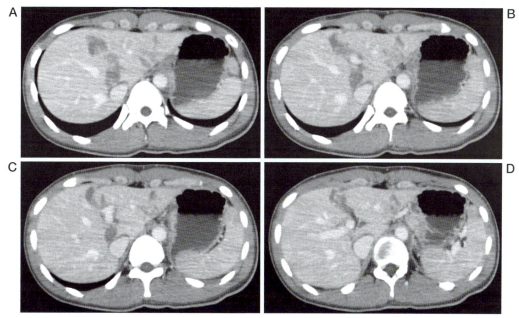

A〜D：造影CT

 診断は何で，どのように対応するべきか？

Part Ⅲ 救急診療における危機的な疾患

Case 5

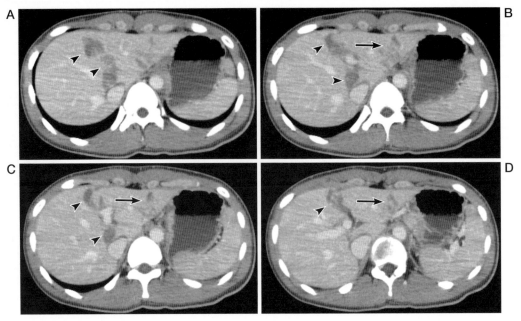

A〜D：造影 CT（設問と同一）

- 肝鎌状間膜に沿って低吸収が認められる（▶）。その被膜から考えると浅在性の損傷と考えられる。被膜損傷があれば，遊離腹腔内に出血するので，日本外傷学会分類肝損傷分類はⅡ型となる。腹腔内出血がなければⅠb型となる。肝左葉外側区にも損傷が認められる（→）。こちらも本画像からは腹腔内出血がみられないのでⅠb型の損傷である。

- 肝損傷における被膜損傷の有無は，その後の治療方針や経過観察を考えるうえで非常に重要である。被膜損傷が一部であれば，深在性の損傷が派手であってもⅠb＋Ⅱ型の場合がある。本症例では肝鎌状間膜に沿った低吸収域や，肝左葉外側区の低吸収は肝損傷による所見であり，肝被膜の損傷はないようなので，Ⅰb型ということになる。診断は肝損傷である。

- 血腫の増量がないかFASTでフォローし，損傷部に仮性動脈瘤の形成がないか，同様に超音波検査を行い，状況に応じて造影CTを再検するとよい。

症例問題 外傷

Case 6

40歳台男性 墜落外傷（高所作業中にバランスを崩して墜落），その後仕事継続するも失神して，救急搬送。

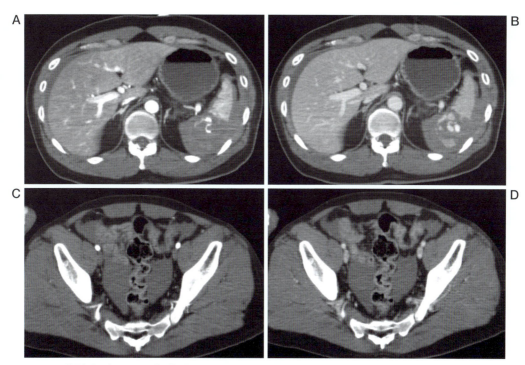

A〜D：造影CT（A，C：動脈優位相，B，D：平衡相）

Q 診断は何で，どのように対応するべきか？

Part Ⅲ 救急診療における危機的な疾患

Case 6

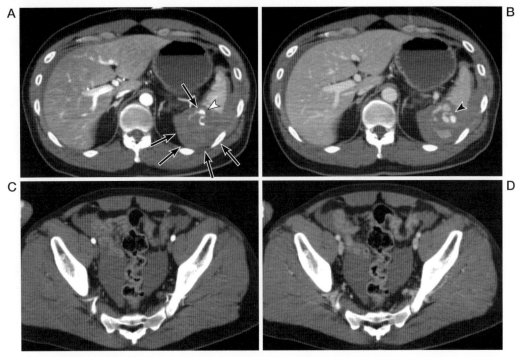

A〜D：造影 CT（設問と同一）

- 脾臓の背側部分の造影効果は欠如しており（→），動脈優位相の時点で血管外漏出像が認められる（▷）。平衡相では血管外漏出像の広がりがわかる（▶）。
- 脾損傷による血腫が肝周囲だけでなく，骨盤内にも貯留している。診断は脾損傷である。
- 血管外漏出は遊離腹腔内に向けて出血しており，自然止血は得られないので，早急に止血術が必要である。止血は TAE で可能であるが，開始までに時間がかかるようなら開腹手術を選択するべきである。

症例問題

外傷(C1〜10)

症例問題 外傷

70歳台男性 墜落外傷（木の伐採中に梯子から墜落）で救急搬送。

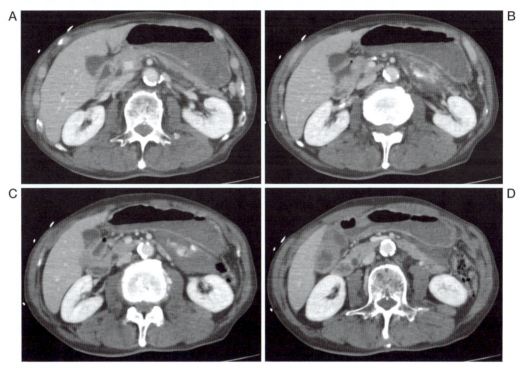

A〜D：造影 CT

 診断は何で，どのように対応するべきか？

Case 7

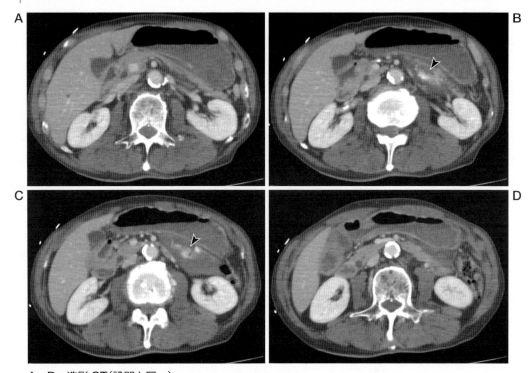

A〜D：造影CT（設問と同一）

- 膵臓の体部背側に血管外漏出像を伴う血腫が認められる（▶）。その他に異常所見は認められない。
- 膵臓背側と十二指腸水平脚・上行脚に挟まれた後腹膜腔の血腫であり，FASTでは検出困難な部位である。本症例ではFAST陰性。診断は膵損傷である。
- 膵液が漏れる影響で腹痛は強い。血管外漏出は後腹膜なので，広がるスピードは遅いが，止血術が必要でTAEを行う。膵液が漏れて膵液瘻の発生をCTでフォローし，膵液瘻が生じればドレナージが必要になる。
- なお，本症例では墜落した原因を特定するために精査が必要である。

症例問題 外傷

Case 8

50歳台女性　交通外傷（軽自動車運転中に乗用車と追突して受傷）で救急搬送。

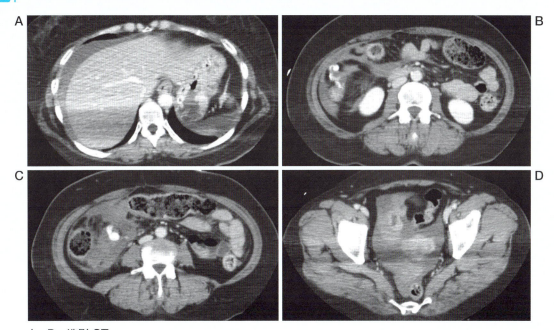

A〜D：造影CT

Q 診断は何で，どのように対応するべきか？

Part III　救急診療における危機的な疾患

Case 8

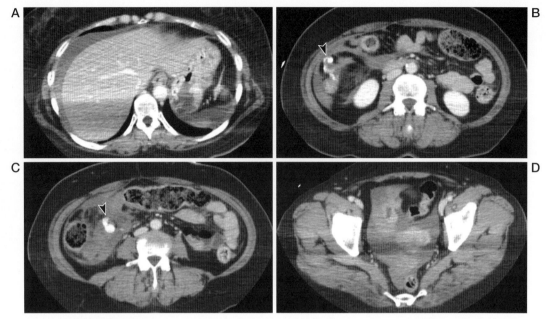

A〜D：造影 CT（設問と同一）

- 腸間膜に血管外漏出像が認められ（▶），肝周囲および骨盤内には血性腹水が存在している。
- 肝周囲や右傍結腸溝，および骨盤内に液体貯留がみられ，腹腔内出血である。腸間膜からの血管外漏出像が腹腔内に広がっているためである。読影の第1段階で腹腔内出血と容易に判断でき，血管外漏出像も顕著であることから，第1段階の時点で血管外漏出像にも気づく可能性が高い。診断は腸間膜損傷である。
- いずれにしても遊離腹腔内への出血であり，緊急開腹止血術を行うべきである。手術室にすぐに移動できないのであれば，止血術のために TAE も選択肢に上がるが，腸管損傷を合併している可能性も高く，腹腔鏡もしくは開腹での確認を行うべきである。

症例問題 外傷

80歳台男性 交通外傷（自動車運転中にガードレールに衝突して受傷）で救急搬送。

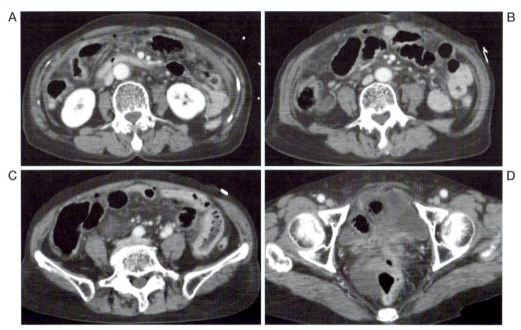

A〜D：造影CT

 診断は何で，どのように対応するべきか？

Part III 救急診療における危機的な疾患

Case 9

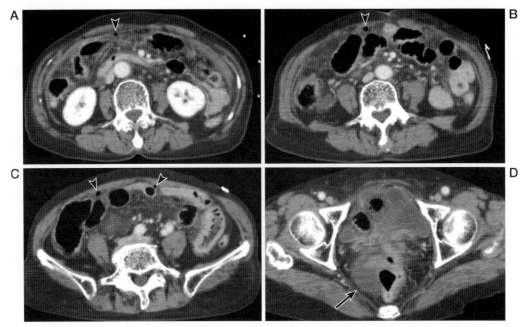

A〜D：造影 CT（設問と同一）

- 遊離腹腔内に小さなガスが認められる（▻）。骨盤内には少量の腹水が存在している（→）。
- 骨盤内に少量の液体貯留がみられるが，ごく少量であり，読影の第 1 段階では検出困難である。第 1 段階で異常がなくても，第 2 段階の読影は重要であり，腹腔内遊離ガスに着目するのも重要である。本症例では数か所で小さな腹腔内遊離ガスがみられる。診断は腸管損傷である。ただし，腸管損傷でも受傷直後は腹腔内遊離ガスがみられないこともあるため注意しなければならない。
- 身体所見でシートベルト痕がある場合は要注意であり，腹膜刺激症状が生じてこないか，発熱や炎症反応が上昇しないか，注意深く観察する必要がある。腸管損傷が認められれば治療は開腹術である。

262

症例問題 外傷

Case 10
80歳台男性　交通外傷（歩行中に乗用車と接触して受傷）で救急搬送。

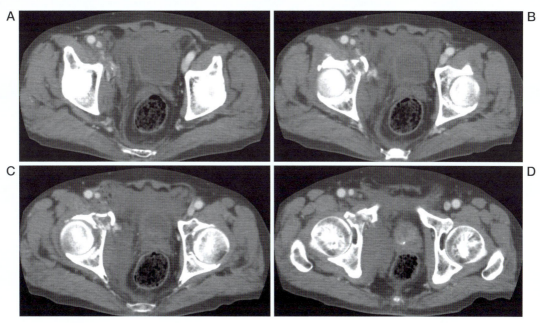

A〜D：造影 CT

 診断は何で，どのように対応するべきか？

Case 10

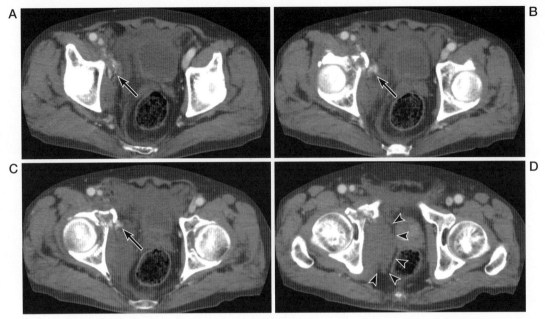

A〜D：造影 CT（設問と同一）

- 右恥骨基部に骨折が認められ，周囲には血腫が存在。特に骨折部周囲は血管外漏出像を伴っている（→）。膀胱前面（レチウス腔）にも血腫が認められる。右閉鎖筋は腫大しており（▶），血腫の影響と思われる。
- 診断は骨盤骨折とこれによる後腹膜出血である。
- 高齢者であり，組織が疎になっていることが多いので，血腫は若年者に比して広がりやすい。また脈が不整で，心房細動があれば，抗凝固薬を内服している可能性があるので，注意しなければならない。フィブリノゲンが低下する傾向があるのであれば，早期に輸血（新鮮凍結血漿）の投与を判断する必要がある。
- 止血術は TAE が選択される。内腸骨系からの出血だけでなく，外腸骨動脈系からの出血にも配慮する必要がある。

コラム

📎コラム　小児の頭部外傷（帰してしまった患者④）

　転倒打撲で救急外来を受診した3歳男児。受傷時は数分間，ボーッとしている感じで応答が乏しかったが，診察時は元気に泣いていた。頭部CTを施行して，異常所見がないので帰宅とした……。

　夜間に痙攣があったと両親が怒鳴り込み救急外来を再診した。本人はケロッとしており，診察時には異常所見はみられなかった。再度CTを施行し異常所見がないことを確認して，帰宅となった。

　この症例の問題点はCTの適応と，帰宅時の説明にある。以前より少しは改善されたものの，依然としてCTの適応があいまいなまま診療が行われている。CTで異常所見がないから何も問題がないというわけではない。それを理解しておかなければならない。さらに帰宅時の説明は，多くの施設で文書化されていると思うが，担当医がその内容を理解していないこともあり，注意しなければならない。

📎コラム　高齢者への危険な浣腸（帰してしまった患者⑤）

　下腹部痛で休日に独歩来院した80歳台の外国人女性。腹部圧痛が著明で，反跳痛があるようにみえたが，痛みの閾値が低い印象があった。痛みで立位になれないというので，腹部単純X線写真は，左側臥位で撮影したが，腹腔内遊離ガスはみられなかった。強い痛みがあり，CTを施行することにしたが，大腸に便の貯留が顕著で，腹腔内遊離ガスはみられなかった。そのため，浣腸を行い，疼痛はさらに強くなった印象はあったが，満床だったこともあり，帰宅とした……。

　数時間後にショックで救急搬送となった。CTを再検すると腹腔内遊離ガスが確認できた。初回のCTを見直すとS状結腸周囲に腸管外ガス像が確認でき，便の一部も腸管外に漏れ出していた。下部消化管穿孔の場合，腸管壁が薄く，便が腸管内から脱出しているかわかりにくい場合がある。典型的な横隔膜下に空気が集まらないことがあるので，注意する。

　また高齢者に浣腸は避けるべきであり，日常的に使用しているような慢性便秘症の患者であれば構わないかもしれないが，普段便秘症がない患者が便秘を訴えている場合，癌による大腸閉塞になっている可能性があり，直腸内圧を上昇させることで，腸管が穿孔する可能性があるので注意する。

10章　CTで読影すべき重要な外傷

索引

f は図，t は表を示す。

数字・欧文索引

2管球CT　133

A

acute aortic dissection　125
acute appendicitis　178
acute epidural hematoma　230
acute myocardial infarction　132
acute subdural hematoma　230
ADC マップ　112f
air-fluid level　222
aortic injury　232
AP 像　12, 46
artificial intelligence(AI)　7

B

β遮断薬　133
blood-brain barrier(BBB)　56

C

caliber change　196
catarrhalis appendicitis　178
cavernous transformation　175, 177
cerebral infarction　110
cervical vertebrae　54
clavicle　12
closed loop　175, 176f, 198
colonofiberscopy(CF)　216
CT angiography(CTA)　105
CT 検査　55
CV カテーテル　85, 86, 89

D

DeBakey 分類　125
decubitus　50
deep sulcus sign　85
dose protocol　72
double IVC　85

double wall sign　51f
dual source CT　133

E

echo free space　45
endoscopic variceal ligation(EVL)　171
extended focused assessment with sonography for trauma(EFAST)　3, 46
external fixation(EF)　239
extracorporeal membrane oxygenation(ECMO)　95
extraluminal air　162

F

fenestration　173
fibrin/fibrinogen degradation products(FDP)　231
FIRST, 腹痛の原因検索　180
flail segment　236
FLAIR 像　108
flank stripe line　22
focused assessment with CT for trauma(FACT)　229
focused assessment with sonography for trauma(FAST)　3, 46, 254

G

gangrenous appendicitis　178
gastrointestinal bleeding　167
gastrointestinal perforation　162
Gerota 筋膜　20f, 78, 242

H

hemopneumothorax　235
HEPA フィルター　9
hyperdense MCA sign　111f, 122

I

IABO/REBOA カテーテル　94
interval appendectomy　178, 202
interventional radiology(IVR)　6, 229
intra-abdominal hemorrhage　181, 237
intra-aortic balloon pumping(IABP)　157
isolation　186

L

left sided IVC　85
liver injury　239
lung point　45
lung sliding　4f, 45

M

Mallory-Weiss 症候群　220
maximum intensity projection(MIP)　131
median arcuate ligament syndrome(MALS)　184
mesenteric ischemia　171
MR angiography(MRA)　108
multiplanar reconstruction(MPR)　128, 229

N

nephrogenic systemic fibrosis(NSF)　170
NIHSS　112
NOMI(非閉塞性腸間膜虚血症)　171, 175

O

off-the-job training　8
on-the-job training　7

P

PA 像　12, 46
PACS　196
paracolic gutter　22
partial volume　62f
percutaneous cardiopulmonary
　support（PCPS）　157, 160
perfusion image　111
perihepatic packing（PHP）　240
peripherally inserted central catheter
　（PICC）　85
personal protective equipment（PPE）
　8
phlegmonous appendicitis　178
PICA end　118
pneumatosis cystoides intestinalis
　165
point-of-care ultrasound（POCUS）
　3, 45
preperitoneal pelvic packing（PPP）
　239
pseudovein appearance　102
psoas line　19
pulmonary contusion　234
pulmonary embolism　129

R

rapid ultrasound for shock and
　hypotension（RUSH）　3
renal angiomyolipoma（AML）　186
renal injury　242
rib　12

S

SB チューブ　171
scapula　13
segmental arterial mediolysis（SAM）
　183
slab MIP　131
SMA 閉塞症　171, 173, 175
small bowel obstruction（SBO）　196
SMV 血栓症　171, 173, 175
sonographic consolidation　45
splenic injury　241
Stanford 分類　125
　　A 型——　138, 161
　　B 型——　142
STAT 画像報告　8, 9t
strangulation　171
subarachnoid hemorrhage　105
Swan-Ganz カテーテル　157

S 状結腸癌穿孔　214
S 状結腸穿孔　166f

T

T2 強調画像　108, 109f, 112f
t-PA（tissue-type plasminogen activa-
　tor）　113
time of flight（TOF）　108
TOWNE 像　54
transcatheter arterial embolization
　（TAE）　216, 239

U

unstable pelvic fracture　238
urinary bladder　23

V

V-A ECMO　95
V-V ECMO　95
VR（volume rendering）　107f, 184f

W・X

WATERS 像　55, 75

X 線検査　46
　撮影条件　75

和文索引

あ

アーチファクト　45
アウトレット像，骨盤撮影　52
圧外傷　84
アドレナリン　69〜71
アナフィラキシーショック　70
アナフィラキシー様反応　67, 69
アルテプラーゼ　113

い

胃潰瘍
　　出血性――　212
　　穿通性――　218
意識障害　108, 119, 127
胃十二指腸潰瘍　171
胃泡音　93
インレット像，骨盤撮影　52

う

ウィンドウ幅　98, 111
ウィンドウレベル　98

え

壊死型虚血性腸炎　200
壊疽性急性虫垂炎　202
壊疽性胆囊炎　63
遠隔読影システム　7f

お

横隔膜　17
嘔吐　70, 219, 220

か

臥位 AP 像　12
回外斜位像（手関節）　81f
開口位撮影　75
外傷，撮影範囲と造影剤使用　71
外傷，超音波検査　46
外傷性肺囊胞　250
開窓術　173
回内斜位像（手関節）　81f

臥位ポータブル　48
海綿状変化　175, 177
拡散強調画像　110, 112f
拡張型心筋症　150
下肢のむくみ　225
仮性動脈瘤　186, 241
　　――からの出血　206
仮性囊胞形成　206
ガドリニウム造影剤　170
下部消化管出血　167, 171, 216
下部消化管穿孔　165, 218
下部消化管内視鏡検査　216
カルシウム　60, 98, 167
簡易版 PESI スコア　154
肝硬変　167, 169, 231
肝細胞癌破裂　204
肝周囲パッキング　240
関節内血腫　82
肝損傷　239, 240, 254

き

気管支喘息　68
気管挿管　83
気胸　236
　　CV カテーテル留置後　86
偽腔開存型急性大動脈解離　128, 142
急性硬膜外血腫　230, 232
急性硬膜下血腫　230, 232, 246
急性心筋梗塞　132, 133
急性膵炎　185, 186
急性大動脈解離　125, 129
　　Stanford A 型――　138
　　Stanford B 型――　142
　　偽腔開存型――　128, 142
　　血栓閉塞型――　102
　　縦隔の拡大　126t
　　症状　127
　　――による心タンポナーデ　160
　　――の早期血栓閉塞型　138
急性虫垂炎　178, 181, 202
　　壊疽性――　178
　　カタル性――　178

――の治療　180
蜂窩織炎性――　178
胸腔ドレーン　89, 91, 92, 93
胸部 CT（横断像）　30
胸腹部 CT（冠状断像）　41
胸部単純 X 線写真　12, 46
　　正面像　17
胸部超音波検査　45
虚血性大腸炎　167, 171, 200
緊急開胸術　252
緊急内視鏡的止血術　212
緊張性気胸　85, 236

く

くも膜下出血　105, 108, 116, 120, 246
　　血腫形成型――　120

け

経カテーテル的動脈塞栓術　216, 239
頸椎　54, 75
経鼻胃管　93, 94
下血　223
血液脳関門　56
血管外漏出像　101, 167, 208, 234
血気胸　235, 236, 252
血胸　235
血腫形成型くも膜下出血　120
結石　58, 98
血栓閉塞型急性大動脈解離　102
血栓溶解療法　156
肩甲骨　13

こ

抗凝固薬　231, 246
甲状腺疾患　67
喉頭浮腫　70
後頭部痛　117
後腹膜出血　239, 264
後腹膜の異常　77
絞扼性腸閉塞　171, 175, 198
高齢者　101, 265
　　――への浣腸　265

268

呼吸困難　153
骨折線　53, 80, 82
骨盤CT（横断像）　36
骨盤骨折　264
骨盤単純X線写真　23, 52
骨盤超音波検査　45
骨皮質の連続性　80
　　──の途絶　82

さ

再灌流　95
細菌性腹膜炎　165
鎖骨　12
左側下大静脈　85
左椎骨動脈解離　116, 118
撮影条件, X線検査　75
左房内血栓の塞栓　190
酸素飽和度の低下　84

し

子宮外妊娠破裂　187
止血術, 緊急内視鏡的──　212
四肢単純X線写真　53
膝関節単純X線写真　82
実質相　67
斜位像　80
縦隔陰影　15
縦隔血腫　233, 248
縦隔条件　30
縦隔病変, 造影CT　57
重症外傷
　　出血性ショックの原因検索　52
　　プライマリーサーベイ　52
十二指腸潰瘍穿孔　163, 228
十二指腸球部前壁の潰瘍穿孔　228
重複下大静脈　85
手関節単純X線写真　81f
出血性胃潰瘍　212
出血性胃十二指腸潰瘍　171
出血性ショック　85, 167
腫瘍破裂　184
消化管出血　96, 98, 167, 169
消化管穿孔　76, 162
消化管内の便塊　168f
上腸間膜静脈血栓症　171, 173, 175

上腸間膜動脈閉塞症　171, 173, 175
小腸閉塞　196
小児　46, 53, 265
上部消化管出血　167
上部消化管穿孔　165
食道胃静脈瘤破裂による出血　171
食道挿管　85
ショック　137, 167
　　アナフィラキシー──　70
シルエットサイン　18f
心陰影　15
心窩部痛　134f, 145, 164f, 244
腎機能障害　169
　　透析スケジュール　169
腎血管筋脂肪腫（AML）　186
腎結石　59
腎梗塞　63
腎性全身性線維症　170
心臓超音波検査　45
腎損傷　242, 243
心タンポナーデ　138
　　急性大動脈解離による──　160
心電図同期　132
腎動脈損傷　243
心肺機能停止　69, 155
深部静脈血栓症　226
心房細動　133, 190

す

膵液瘻　185, 258
膵炎に伴う仮性嚢胞形成　206
膵損傷　258
ステロイド投与　243
ステントグラフト　243
スプリットボーラス法　234
スワン・ガンツカテーテル　157

せ

清浄度クラスと換気条件　10t
正中弓状靱帯症候群　184
石灰化　131〜133, 142
穿孔性虫垂炎に伴う膿瘍形成　222
穿通性胃潰瘍　218
前腹膜骨盤パッキング　239

そ

造影CT　63, 96
　　縦隔病変　57
造影剤の使用　65, 67
　　アレルギーの予防　243
　　副作用　68, 69, 71
創外固定　239
挿管チューブ　83, 84
臓器血流　63
総胆管結石　58, 98, 100
側腹線条　22
側面像　17, 47, 48, 82

た

大腸憩室出血　167
大腸穿孔による腹膜炎　210
大動脈解離の分類　126t
大動脈損傷　232, 234, 248
　　──の好発部位　233f
ダイナミック撮像　66, 130
タイミング法　66
タスク・シフト／シェア　82, 95
多断面再構成画像　128, 229
単純CT　56
胆石　58

ち

虫垂
　　正常　179f
　　──の分岐方向と割合　179f
超音波検査　45
超音波ドプラ法, 腎血流の有無　144
腸管壊死　178
腸管外ガス像　162
腸管気腫　178
腸管虚血　171, 177, 192
腸管血流障害　192, 176f
腸管損傷　262
腸管嚢腫状腫症　165
腸管壁内気腫　178
腸間膜損傷　260
腸閉塞　63, 171, 198
腸腰筋陰影　19, 78
　　──の不明瞭化　80

陳旧性心筋梗塞　133, 149

つ・て・と

椎骨動脈解離　116, 118, 120

デクビタス　50, 76

頭蓋骨　54
動静脈シャント　241
頭部 CT（横断像）　25
頭部外傷, 小児　265
動脈解剖　25
動脈支配領域　28
動脈優位相　140
吐血　219

な・に・の

内臓動脈瘤破裂　183

尿管結石　59, 100, 188

脳灌流画像　111
脳血栓回収療法　113
脳梗塞　110, 112
脳梗塞超急性期　57, 110, 113
　　誤診　127
脳卒中重症度評価スケール　112
脳ヘルニア　231

は

肺血管陰影　17
肺梗塞　226
肺挫傷　234, 235, 250, 252
排泄相　67
肺塞栓症　129, 132, 156, 226
肺野条件　33

バックボード下の枕木　50
バルーンカテーテル　158

ひ

皮下気腫　252
脾梗塞　63
脾損傷　241, 242, 248, 256
ピッグテール型カテーテル　158
非閉塞性腸間膜虚血症　171, 175

ふ

不安定型骨盤骨折　238
フィブリン分解産物　231
腹腔動脈起始部狭窄　184
腹腔内出血　59, 181, 187, 237, 238
腹腔内遊離ガス　24, 50, 76, 77, 165
腹水　22f, 162, 208
腹痛　217, 221, 227
　　――の原因検索　180
腹部 CT（横断像）　36
腹部単純 X 線写真　19, 50, 76
腹部超音波検査　45
　　消化管出血　169
婦人科系の出血　187
プライマリーサーベイ　46
　　重症外傷　52
フラップ　57, 160
フレイルチェスト　236
糞石　179
分節性動脈中膜融解症　183

へ

平衡相　67, 140, 154
壁在血栓　102
便塊　60, 96, 162, 167
片麻痺　127

ほ

傍結腸溝　22
膀胱　23
ポータブル撮影　47
ボーラストラッキング法　66
発赤　70

ま

麻痺　121
マロリー・ワイス症候群　220
慢性腎不全　60

む

無気肺　84
ムダな画像検査　11
無尿　69

も

モンテプラーゼ　113
門脈圧亢進　194

ゆ・よ

癒着性腸閉塞　63

葉間胸膜　91f
ヨード造影剤　67, 96
　　アレルギー　170

ら・り・ろ

卵巣出血　208

立位 PA 像　12
リン吸着薬　60

肋骨　12

270

著者紹介

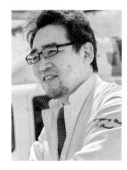

船曳 知弘(ふなびき ともひろ)

慶應義塾大学医学部卒。同大学病院救急部に入局するも，放射線科で2年間研修し，さらに内科研修を経て救急部に帰室。国立病院機構災害医療センター放射線科で研鑽を積み，放射線診断科専門医を取得。いったん慶應義塾大学救急医学に戻って救急科専門医を取得したのち，済生会横浜市東部病院救急科医長・副部長・部長・救命救急センター長，横浜市重症外傷センター長を歴任。2021年より幼少期から高校まで育った愛知県に戻り，藤田医科大学病院にて救急科教授，高度救命救急センター長の要職につく。救急医療の質の向上のために，各種 off-the-job トレーニングコースのインストラクターとしても指導にあたり，医療従事者のスキルアップに尽力。救急医療におけるチームマネジメントの重要性を認識し，救急医療チームとしてより良い診療が推進されるよう，精力的に活動。50歳でフライトドクターを始め，新たな領域に挑戦を続けている。

◇主な資格

日本救急医学会 救急科指導医・専門医
日本医学放射線学会 放射線診断科専門医
日本外傷学会 外傷専門医
日本インターベンショナルラジオロジー学会 指導医・専門医
日本腹部救急医学会 腹部救急教育医・認定医
社会医学系専門医協会 社会医学系指導医・専門医
臨床研修指導医

日本救急医学会 ICLS 指導者養成ワークショップ開催
　ディレクター
日本内科学会 JMECC インストラクター
日本災害医学会 MCLS 管理世話人・インストラクター
日本外傷診療研究機構 JATEC ゴールドインストラクター
日本外傷学会 JETEC インストラクター
JPTEC 協議会 JPTEC 世話人・インストラクター
日本 DMAT 隊員(統括資格)

研修医・当直医のための
救急画像読影ガイド
—危機的な所見を見逃さないために—　　　定価：本体5,200円＋税

2024年9月25日発行　第1版第1刷 ©

著　者　船曳　知弘

発行者　株式会社 メディカル・サイエンス・インターナショナル
　　　　代表取締役　金子　浩平

　　　　東京都文京区本郷1-28-36
　　　　郵便番号113-0033　電話（03）5804-6050

　　　　印刷：三美印刷/装丁：新倉サチヨ/本文デザイン：公和図書

ISBN 978-4-8157-3116-8　C3047

本書の複製権・翻訳権・上映権・譲渡権・貸与権・公衆送信権（送信可能化権
を含む）は(株)メディカル・サイエンス・インターナショナルが保有します。
本書を無断で複製する行為（複写，スキャン，デジタルデータ化など）は，「私
的使用のための複製」など著作権法上の限られた例外を除き禁じられていま
す。大学，病院，診療所，企業などにおいて，業務上使用する目的（診療，研
究活動を含む）で上記の行為を行うことは，その使用範囲が内部的であっても，
私的使用には該当せず，違法です。また私的使用に該当する場合であっても，
代行業者等の第三者に依頼して上記の行為を行うことは違法となります。

JCOPY 〈出版者著作権管理機構 委託出版物〉
本書の無断複製は著作権法上での例外を除き禁じられています。
複製される場合は，そのつど事前に，出版者著作権管理機構
（電話 03-5244-5088，FAX 03-5244-5089，info@jcopy.or.jp）
の許諾を得てください。